岭南珍本古医籍校注与研究丛书 第二辑 主编 郑洪

《伤寒论》《脉如》

全本校注与研究

[清] 郭元峰 著

余洁英 校注

U0262449

SPM 南方传媒

广东科技出版社
全国优秀出版社

· 广 州 ·

图书在版编目（CIP）数据

《伤寒论》《脉如》全本校注与研究 /（清）郭元峰著；余洁英校注 . —广州：广东科技出版社，2023.12
（岭南珍本古医籍校注与研究丛书 . 第二辑）
ISBN 978-7-5359-8288-9

Ⅰ . ①伤… Ⅱ . ①郭… ②余… Ⅲ . ①《伤寒论》—研究②脉学—研究 Ⅳ . ① R222.29 ② R241.1

中国国家版本馆 CIP 数据核字（2023）第 241909 号

《伤寒论》《脉如》全本校注与研究
《Shanghanlun》《Mairu》Quanben Jiaozhu yu Yanjiu

出 版 人：严奉强
策　　划：曾永琳　邹　荣
责任编辑：邹　荣
装帧设计：友间文化
封面设计：彭　力
责任校对：杨　乐
责任印制：彭海波
出版发行：广东科技出版社
　　　　　（广州市环市东路水荫路11号　邮政编码：510075）
销售热线：020-37607413
https://www.gdstp.com.cn
E-mail：gdkjbw@nfcb.com.cn
经　　销：广东新华发行集团股份有限公司
印　　刷：广州一龙印刷有限公司
　　　　　（广州市增城区荔新九路43号）
规　　格：889 mm×1 194 mm　1/32　印张 7.75　字数 194 千
版　　次：2023 年 12 月第 1 版
　　　　　2023 年 12 月第 1 次印刷
定　　价：38.00 元

如发现因印装质量问题影响阅读，请与广东科技出版社印制室联系调换（电话：020-37607272）。

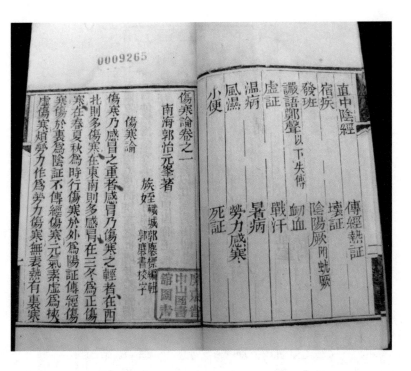

郭元峰《伤寒论》清道光七年刻本书影

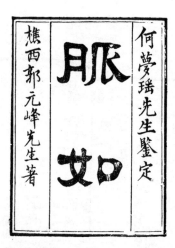

何夢瑤先生鑒定

脈如

樵西郡元峰先生著

省志本傳南海

郭治字元峯南海附貢

生精於醫術清遠縣男

子患水腫曰非藥水蒸其益

必不可令以綿被裹肩

及踵置巨鑊中窽其

序

而見熾薪焉汗透重

綿見之下腫頻消透而友

人偽為之病者試之疾

侍于門望其至則疾趨

入觸而踏或促之床延

視之驚曰亟中既亂疾

脈如序

昔人合四診以察病今則擅一

切為神奇豈古愚而今智哉下

三指於寸口識二鑒於膏肓夐

夏乎難矣 治生今之世為今之

人先診視以從時列四診以法

《序》

古疑似真假之開慎毋糊糊塗

塗玖令虛虛實實也註脈如

乾隆十八年秋八月穀旦南海

郭治元峯氏於鳳城之兼善堂

謹識

《脉如》洗沂刊本书影

本书参与校注人员

马小兰　陈洁昂　苏晓明

占雯婕　刘蒙琦

前言

　　中医药发源于远古，经历代发展而趋于大成。古籍文献是中医药知识的重要载体。据2007年12月出版的《中国中医古籍总目》所载，我国150家图书馆（博物馆）收藏的1949年以前版印的中医药图书即达13 455种，此外尚有大量亡佚的著作。

　　历史上，我国不同地区中医药发展的情况并不平衡。秦汉时期，我国的文化中心在黄河流域，中医药的四大经典《黄帝内经》《难经》《神农本草经》《伤寒杂病论》虽然也提到了南方的医药知识，但主要在北方结集成书。汉代仅有杨孚《异物志》等偶涉药物知识的岭南著作。晋代，岭南开始较为系统地接受中原地区的中医药知识，葛洪南来，其《肘后救卒方》（后人增补为《肘后备急方》）对岭南医药有重要影响。晋唐时期，还有不少南来的士人或医家编集了多种方药著作，南宋郑樵《通志》曾将它们归类为"岭南方"，但大多已佚失。到宋代，在岭南成长的医学家陈昭遇参编医学巨著《太平圣惠方》，潮州刘昉编著《幼幼新书》，始在中医文献史上占有一席之地。元代释继洪的《岭南卫生方》则是现存最早以"岭南"命名的医著。

　　医随地运。随着明、清、民国时期岭南地区经济文化不断发展，岭南医籍著作开始增多，种类不断丰富，水平也较以前提高。郭霭春氏《中国分省医籍考》辑得广东医籍约200种，近年高日阳、刘小斌编《岭南医籍考》辑出1949年以前的岭南中医古籍文献577种，其中现存284种，亡佚或未见282种，存疑11种。现存古籍中，有不少大家之著，如明代丘濬的《群书钞方》、盛端明的《程斋医抄撮要》，清代何梦瑶的《医碥》、何克谏的《生草药性备要》、潘名熊的《评琴书屋医略》和《叶案括要》、朱沛文的《华洋脏象约纂》、程康圃的《儿科秘要》、罗汝兰的《鼠疫汇编》、邱熺的《引痘略》、梁玉瑜的《舌鉴辨正》，民国陈伯坛的《读过伤寒论》、黎天祐的《伤寒论崇正编》、杨鹤龄的《儿科经验述要》、陈任枚及刘赤选的《温病学讲义》、管季耀的《伤科学讲义》、梁翰芬的《诊断学讲义》等，反映了岭南医学各个专科的重要成就，很有研究和参考价值。

在文献利用方面，过去部分岭南古医籍已有影印或点校本面世，但相当零散。近年"岭南中医药文库"丛书影印了50种岭南医籍，是较系统的一次出版工程，为岭南医学的理论与临床各学科的研究提供了便利。不过，"原汁原味"的影印本有利也有弊，因为古籍可能存在版本异同、刊印错讹等种种情况，会阻碍读者对原书内容的准确理解。这就需要进行认真的文献校注与整理工作。

由于岭南医籍文献众多，而文献整理又是一项严谨细致的工作，难以一蹴而就，因此，我们组织编撰这套"岭南珍本古医籍校注与研究丛书"，精选有较高学术价值，过去未经整理面世，或虽曾出版但当前有新研究进展的古医籍，进行系统的校注与研究，分批出版。在国家出版基金和国家古籍整理出版规划项目支持下，2018年出版了第一辑四种医籍，分别是葛洪的《肘后备急方》、何梦瑶的《医碥》、潘名熊的《叶案括要》（附《评琴书屋医略》）和黎天祐的《伤寒论崇正编》，这些医籍均经过较全面的版本校对和文字校注，简体横排，以便于读者参考使用。

此次出版的第二辑，以"岭南伤寒"为主题。有关岭南伤寒，陈伯坛的《读过伤寒论》《读过金匮卷十九》和上一辑中黎天祐的《伤寒论崇正编》都是比较知名的著作，并已有校注本行世，故未纳入此辑。此次纳入的6种，都未经整理出版，包括何梦瑶的《伤寒论近言》、郭元峰的《伤寒论》（与《脉如》合集）、麦乃求的《伤寒法眼》、陈焕堂的《仲景归真》和何德藻的《拾慧集》。通过此辑的校注研究与出版，古代岭南伤寒学研究的全貌基本上已被较完整地呈现出来，可供读者在理论和临床上作进一步研究时参考。

郑洪

2023年8月

《伤寒论》《脉如》简介

　　《伤寒论》一卷一册，目录分为伤寒论、脉论、传经辨、伤寒首分阴阳、三阳阴证辨、两感、论汗、论吐、论下、看目、论饮水、舌色辨、虚邪论、太阳经本证、阳明经本证、少阳经本证、太阴经本证、少阴经本证、厥阴经本证、正阳明腑证、合病例、并病例、三阳阳明证例、四时感冒、死证、病后诸证、结胸症、烦躁、发狂、蓄血、呃逆、发黄、自利、协热下利、傍漏、呕吐、发喘、咳嗽、余热咳嗽、发颐、胸胁腹满、腹痛、头汗、热入血室、动气、筋惕肉瞤、循衣摸床、似疟、狐惑、百合、阴阳易、癥瘕、直中阴经、传经热证、宿疾、坏症、发斑、阴阳厥。郭氏《伤寒论》极少仲景原文，其与一般医家随仲景原文衍释注解不同，反而有不少暑病、温病、发斑、衄血、战汗、辨舌、发颐、余热咳嗽及杂病的论述，从这一点来说，郭元峰亦是一位打着仲景旗号而从暗中转移的岭南温病医家。

　　《脉如》全书上下两卷，上卷论脉，列数、浮、沉、迟、滑、涩、实、虚、弦、缓、洪、细、长、短等28种脉象，就其形态、主病作提要钩玄之简述；又列各种脉象之鉴别要点，类而析之，条而贯之，使学者了于目了于心，易于传习。下卷列临床各病证所见脉候，对一些特殊的脉象如七情脉、六淫脉、妊娠脉、反关脉、无脉候等作分析说理。末附望、闻、问三诊要点，教人临证宜四诊合参，切不可下三指于寸口以为神奇。

郭元峰《脉如》不失为一部中医诊断学好书，后人给予较高的评价，谓《脉如》可与李时珍《濒湖脉学》媲美。

《伤寒论》《脉如》校注说明

一、版本考察与选择

郭元峰《伤寒论》仅有一个版本，为清道光七年（1827年）刻本，目前广东省立中山图书馆及广州中医药大学图书馆均有馆藏。本次以广东省立中山图书馆藏清道光七年刻本为底本，采用理校法、他校法进行校定。在整理过程中发现书中部分内容引用自《伤寒论》《景岳全书》《医宗己任编》《伤寒六书》等书籍，故以钱超尘和郝万山整理的《伤寒论》（2005年人民卫生出版社出版）、李继明和王大淳等整理的《景岳全书》（2007年人民卫生出版社出版）、唐文奇和唐文吉校注的《医宗己任编》（2011年学苑出版社出版）、黄瑾明和傅锡钦点校的《伤寒六书》（1990年人民卫生出版社出版）作为他校本。

郭元峰《脉如》现存有道光七年（1827年）洗沂刊本，2册。据《全国中医图书联合目录》载，在广东省立中山图书馆、广东省医学科学情报研究所均有馆藏。本研究以广东省立中山图书馆馆藏清道光七年（1827年）刻本为底本，采用他校法和理校法进行整理。《脉如》主要内容引自明代萧京《轩岐救正论·卷二·四诊正法》、明代张景岳《景岳全书·脉神章》《类经》、明代李梴《医学入门》、清代何梦瑶《医碥·卷五·四诊》和清代张登《诊宗三昧》等医家著作。因此，以2016年中医古籍出版社影印出版的《轩岐救正论》、1959年上海科学技术出版社影印的《景岳全书》、2016年中医古籍出版社的《类经》、1997年上海科学技术文献出版社的《医学入门》点校本、2018年广东科技出版社的《〈医碥〉全本校注》和1958年上海卫生出版社的《诊宗三昧》整理本为他校本。由于有的引文并非全文照录，郭元峰作了次序调整或文字删改，本书主要校订其中文字有脱漏、错误或字义不同的地方。

二、校注说明

在整理过程中，严格按照古籍整理原则进行，具体校注体例如下：

1. 本次点校整理参照中华中医药学会《中医古籍整理规范》标准（ZYYXH/T362~371-2012）实行。全书统一使用规范简化字横排，并以现代标点符号对原书进行标点。底本中表示方位的"右"统一改为"上"，不出校记。

2. 校勘采用对校、本校、他校和理校等方法。底本与校本互异，若显系底本有讹、脱、衍、倒者，予以改动，并出校记；底本与校本互异，二者文义均通者，原文不做改动，并出校记。底本与校本虽然一致，但按文义确有讹、脱、衍、倒者，予以改动，并出校记；疑有讹、脱、衍、倒者，原文不做改动，出校存疑。

3. 底本中的繁体字、古字、异体字、俗写字，统一参照《通用规范汉字表》，以规范简化字律齐，径改，不出校，如繁体字"癱"改为"瘫",异体字"胷"改作"胸",古今字"四支""支体"之"支"改作"肢"、"畜血"之"畜"改作"蓄"、"鬲"改作"膈"等。对于底本中通假字,于首见处出注说明。

4. 书中同一字多次校改者,在首见处出校记,余者不出校记。凡底本中字形属一般笔画之误的,径改,不出校记。

5. 底本中小字夹注,现仍以小一号字排版、标点。方药单独成段,中药剂量、炮制等附注以小字置于药名后。

6. 书中药名如为异体字、俗写字则统一改为规范正体;如为异名(非用字原因),则不改,出注。

7. 书中古奥、费解、生僻以及某些歧义或异读的字词、方言词,出注说明其义,并作注音,注音采用汉语拼音形式。

8.《脉如》原书序言,除第1篇《省志本传》、第6篇《脉如序》按原标题外,其余4篇序原无标题,今据内容统一标题。目录据正文校对后重新编排。

第一部分　《伤寒论》正文校注　/001

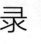

目

录

CONTENTS

第二部分 《脉如》正文校注 /057

《脉如》卷之下

目录

CONTENTS

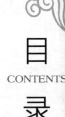

目

CONTENTS

录

第一部分

《伤寒论》

正文校注

伤寒论卷

◎伤寒论①

伤寒乃感冒之重者，感冒乃伤寒之轻者。在西北则多伤寒，在东南则多感冒。在三冬为正伤寒，在春夏秋为时行伤寒。于外为阳证，传经伤寒；于里为阴证，不传经伤寒。元气素虚为挟虚伤寒，烦劳力作为劳力伤寒。无表热有里寒为直中伤寒，外作热内受寒为夹阴伤寒。犯色因而冲寒冒风啖冷为房劳伤寒。伤寒一十六种，三百九十七法，一百一十三方，方法浩繁，不可胜纪，又有虚烦、食积、痰饮、脚气及风温、伤暑、湿、暍与内伤杂证为类伤寒。

是伤寒者，乃包括四方、四时、阴阳、表里而统言之也。博考群书，独有仲景为群方之祖，惟有神悟而心解之耳。夫春温、夏暑、秋湿、冬寒，此自四时正气之病，而仲景独详于伤寒者，以其为病独烈也。证分六经而以太阳为之首，治立三法

---

① 此篇内容参考《景岳全书》"风寒辨""初诊伤寒法""阳证阴证辨"，《医宗己任编》西塘感症，《轩崎救正论》卷之四伤寒门。

而以发汗为之先，诚万世不易之法则矣。第太阳一经分风伤卫、寒伤营与夫营卫两伤之三证，而立麻黄汤、桂枝汤、大青龙汤以为诸方之冠，后世尊之而不敢用。缘西北方风烈寒凝或堪用此猛剂，而东南炎方未免诛伐太过也。盖以风寒分气令，则风主春而东，寒主冬而北，然风送寒来，寒随风入，透骨侵肌，本为同气，可分而不可泥也。夫风寒之伤人也，先自皮毛，次入经络，又次入筋骨，然后入于脏腑则病，曰甚矣。高鼓峰①谓：《内经》所谓为脏，及方书所谓为腑，皆言胃耳。故凡伤寒之初，必先发热、憎寒无汗，以邪闭皮毛，病在卫也。渐至于筋脉拘急、骨节疼痛，以邪入经络，病在营也。自此至于呕吐、不食、胀满等症，则由外入内，由经入腑，皆可因证而察其表里矣。但脏腑之中，惟胃虚而善受，故六经之邪，皆得而入之。入则胃实而津液干，津液干竭则死矣。即经所云"阳明中土，无所复传"是也。井、荥②、俞、原、合之中，邪气郁勃，既不得从玄府透达，则必向里而走空隙，则自太阳而阳明而少阳而太阴少阴厥阴矣，此传经之次第也。故治伤寒之法，初起即宜早治，乘其在表而疏散之，诚易易也，若待其传遍而挽救，则变症且百出，骇人心目，实费踌躇矣。

凡业伤寒者，必先明六经之本证，更宜细别六经之阴阳。盖以经脏言阴阳，则阴中本有阳证，此传经之热邪也。以脉证言阴阳，则阳中尤多阴证，此以阳之虚邪也。此处一差，生死反掌，不可不细察也。虽然余自临证以来，初未见有单经

---

① 高鼓峰：明末清初医家，名斗魁，字旦中，浙江鄞县人，为郭氏常引《医宗己任编》作者。

② 荥：原为"荣"，据文意改。

挨次相传者，亦未见有表证悉罢，只存里证者，必欲依经如式求证，则未见有如式之病而方治可相符者，所以令人疑惑，愈难下手，是在不知合病、并病之义耳，况又加以失治、误治之变症百出哉。今之伤寒大抵合病、并病居多，识得此意，头绪并然矣。今将伤寒六经本证及合病、并病列于前，欲人因病察经，因经用药，何无差错。而误治失治之变次之，欲人知某病为某经误治，某病为某经之失治，因流溯源，睹指知归，而挽救不患无数。兼证又次之，以别病源有本，毫无混乱。且一病之中又分攻补两途，以便业是科者之得心应手，而伤寒毫无遗义矣。至于汗吐下三法，未始不善，然东南风气巽弱，虽有可汗、可吐、可下之证，宜从清解，超绳墨于规矩之外，而获不汗、不吐、不下之妙，且以完其氤氲清纯之元气，不致浪剂潜促天年，而保全人綦大矣。所谓师古人之法，而不泥古人之方，亦仍不失古人之意，而人多不知也。东庄①云：阳证要保全胃中津液，阴证须维挽肾家真阳。旨哉斯言，道尽伤寒底蕴矣。学者宜留心察焉。

◎脉论

《辨疑》云：伤寒之脉轻手按之曰浮，是太阳经脉也。紧而有力为寒邪在表，宜汗之；无力为表虚，宜实之。重手寻之曰沉，是三阴经脉也。三阴俱是沉脉，紧而有力主热邪在里，宜下之；无力主寒邪在里，宜温之。不轻不重中而取之，若见

---

① 东庄：清代医家吕留良，字庄生，撰有《东庄医案》，收入《医宗己任编》中。

洪长，阳明经脉也，主邪在表之里，宜解肌，若见弦数，少阳经脉也，主邪在半表半里，宜和解。盖阴阳、表里、虚实、寒热，全在有力、无力中分出，并在浮、中、沉三候处细察。有力为阳、为实、为热，无力为阴、为虚、为寒。若浮中沉不见，委曲求之，若隐若见①则阴阳伏匿之脉也。景岳曰：浮紧而有力无力可知表之虚实，沉紧而有力无力可知里之虚实，中而有力无力可知阴阳之吉凶。问证以知其外，察脉以知其内，先病为本，后病为标，能参合脉证而知缓急先后乃为上工。予另有脉论载在《脉如》，所当参阅。

◎ 传经辨②

伤寒传遍不可以日数为拘，亦不可以次序为拘。如《内经》言：一日太阳，二日阳明，三日少阳之类，盖言传经之大概，非谓患伤寒者必皆如是也。节庵③云：风寒之初中人也无常，或入于阴或入于阳，非但始太阳终厥阴也。或自太阳始，日传一经，六日至厥阴，邪气衰不传而愈者，亦有不罢再传者，或有间经而传者，亦有自少阳阳明而入者，或有初入太阳不作郁热便入少阴而成真阴证者。所以凡治伤寒不可拘泥，但见太阳证便治太阳，见少阴证便治少阴，见少阳阳明证便治少阳阳明，此活法也。

按：传经之说，先自三阳传入三阴，此常序也。东垣曰：

---

① 见：通"现"。
② 此篇参考自《景岳全书》"传经辨"。
③ 节庵：指陶节庵，明代医家，精于伤寒，著有《伤寒六书》等。

太阳经病若渴者，自入于本也，名曰传本。太阳传阳明者，名曰循经传。太阳传少阳者，名越经传。太阳传少阴者，名表里传。太阳传太阴者，名误下传。太阳传厥阴者，名循经得度传。

◎ 伤寒首分阴阳①

初起发热、头痛、无汗、脉浮紧，乃自三阳传来入于三阴，郁而为热，虽在三阴亦阳证也，脉必沉实有力，证必烦热炽盛，治当或攻或清。若初起本无发热等证，或见厥冷、呕吐、腹痛、泻利、畏寒、不渴，乃是阴证，盖其元气不足，脉必沉弱无力，治宜温补。经曰：发热、恶寒发于阳，无热、恶寒发于阴。此以传经不传经而论阴阳也。

第以经脏言阴阳，则阴中之阳证易辨，惟以脉证言阴阳，则阳中之阴证难知。如发热、狂躁、口渴、心烦、喜冷饮水无度、大便难、小便赤、喉痛、心疼、声粗气急、脉来滑实有力者，真阳证也。若身虽热而脉微弱无力者，外证似阳而实非阳证也。欲分阴阳当以脉为据，不问其热与不热，脉来滑实有力为阳，脉来大而无力，重按全无即是阴证。即自三阳传入三阴，其脉俱沉，亦以有力无力分，有力为阳为热，无力为阴为寒，此乃伤寒第一要也。

伤寒纲领，惟阴阳为最，此而有误，必致杀人。然有纯阳证，有纯阴证，是当定见分治也。又有阴阳相半证，如寒之即

① 此篇参考自《景岳全书》"阳证阴证辨""论阴证阳证""伤寒十劝"。

阴胜，热之即阳胜，或今日见阴而明日见阳者有之，今日见阳而明日变阴者亦有之，其在常人最多此证，盘珠胶柱，惟明哲者之能辨也。然以阴变阳者多吉，阳变阴者多凶，是又不可不察也。

按：伤寒之阴证、阳证，其义有二，一曰证，一曰经。经有阴阳，则三阳为阳证，三阴为阴证。证有阴阳，则实热为阳证，虚寒为阴证。凡经之阴阳则有寒热，故阳经亦有阴证，阴经亦有阳证。证之阴阳有假有真，故发热亦有阴证，厥逆亦有阳证，此经自经，证自证，乃伤寒最要之纲领，不可混也。

◎三阳阴证辨[①]

足太阳膀胱经病，凡发热、头痛、腰脊强、肩背痛、脉浮紧者，是皆太阳证也。若肩背畏寒，恶心欲呕，或眼目无神，不欲见人，喜暗畏明，眼眶酸涩，或喜向壁卧或戴眼上视，或头项身痛甚，或颜色清白，隐见青黑，或丹田无力，息短声微，气促而喘，或咽中闭塞，或角弓发痉，或小水清白或失小便，或小便短赤而内不喜冷，凡脉见浮空无力或沉紧细弱者，皆太阳合少阴之阴证也。

足阳明胃经之病，凡发热、头目痛、不得眠，脉长而数者，本皆阳明证也。若面鼻恶寒，面色青白，或鼻尖冷，口气不热，或唇口青白微黑，或气短声微，鼻息不长，懒于言语，或戴阳面赤，昏沉困倦多眠，或烦躁，面赤，身热，虚狂假

---

① 此篇参考自《景岳全书》"三阳阴证辨"。

斑①，脉反微细无力，或身虽发热反欲得衣，或口渴不欲饮水并水浆不入，或恶寒寒栗，恶心呕逆，或肉瞤心悸，或动气见于心腹，或四肢无力身重，懒于举动，或手足自冷，或肌肉之间以手按之殊无大热，或大便不实，自利腹痛，凡脉浮长无力或短细促结，皆阳明合太阴之阴证也。

足少阳胆经之病，凡发热、头耳牵痛、胁肋痛、往来寒热、脉见弦数者，皆本少阳证也。若身虽热时作时止，时多畏寒，或耳聋，或头晕，或眼目羞涩，或多惊怯恐畏，或呕苦吐酸，或恶心喜暖，或爪筋青急囊缩，或厥逆、下利、肠鸣、小腹痛，凡脉见弦数无力而沉细微弱，皆少阳合厥阴之阴证也。

以上乃三阳经之阴证，阴证者即阳虚之证也，皆大忌寒凉克伐之药，妄用即死。

◎两感②

病有两感于寒者，一日则太阳与少阴表里俱病，凡头痛、发热、恶寒者，邪在表，口干而渴者，邪在里。二日则阳明与太阴表里俱病，身热、目痛、鼻干不得眠者，邪在表，腹满不欲食者，邪在里。三日则少阳与厥阴表里俱病，耳聋、胁痛、寒热而呕者，邪在表，烦满、囊缩、水浆不入，邪在里。凡两感者，或三日，或六日，营卫不行，脏腑不通，昏不知人，胃气乃尽，故当死也。

---

① 斑：原文为"班"，据《景岳全书》订为"斑"。
② 此篇参考自《景岳全书》"两感"及喻嘉言《尚论篇》。

其得病阴阳两证俱见，其传经亦阴阳两经俱传，则邪气充斥，法当三日死。然必水浆不入，昏不知人者，方为营卫不行，脏腑不通，更越三日，阳明之脉始绝而死也。钱桢①曰：两感者，本表里之同病，似若皆以外感为言也，而实未必尽然者，正以内外俱伤，便是两感。今见有少阴先溃于内而太阳继之于外者，即纵情恣欲之两感也。太阴受伤于里而阳明重感于表者，即劳倦竭力，饮食不调之两感也。厥阴气逆于脏，而少阳复病于腑者，七情不惧，疲筋败血之两感也。人知两感为伤寒，而不知伤寒之两感内外俱困，病斯剧矣。但伤有轻重，医有知不知，则生死系之。或谓两感证之不多见者，盖亦见之不广，而义有未达耳。

按：两感之证，阴阳俱病也。表里不可并攻，阴阳难同一治，故曰必死而无治法。而易老②曰：证虽有表里之殊，而无阴阳之异，传经者皆为阳邪，一于升阳散热，滋养阴脏，则感之浅者或可治，其用大羌活汤者，亦万死一生之策乎。

按：两感之说似属可疑，如云表里同病，亦为直中阴经耳，未始不可治，即云一日太阳与少阴齐病，入里即郁为热，亦有表里双解之法，岂遂必死。且太阳少阴既病，岂有中间夹着阳明少阳二经而安然无事，值待二日三日而太阴厥阴始受邪而病遍脏腑耶？仲景虽有一日二日三日两感之论，以后全不立方，亦并不论及。识见高远，非无见也。盖两感之病，病之骤而重者，犹云加倍之病也。加倍之病，治法全在伤寒论治中。

---

① 钱桢：为张景岳之门人。
② 易老：此句引文出自《医方考·卷一·伤寒门第二·大羌活汤》，易老为易水老人张元素。

夫病之轻浅，尚且以渐而深，由表而里，以致脏腑营卫不通而死，况病势之骤而重者乎，所以多不可治。

再按：加倍之病，亦当遍传三阳，始入三阴，循道而行，弥沦①脏腑，方为得理，不应一日二日阴阳齐病，以表里俱溃，如经交所云者，即云病势骤重传变急速，虽循经道而行，不及一一见证，亦断无乍感风寒，不待郁而成热而遍传诸脏之理，非如阴经直中，不由阳经传入者比。此中疑团殊费敲推。

再按：邪自外入，治法当以外为主，而兼调中，盖解表即以和中，攻其外而内自除，但里证急，不得不兼调之和中，益所以解表也。

◎论汗

伤寒一证，邪从汗解，凡在表者，俱宜汗之。故经曰：三阳皆受病，未入于腑者，可汗而已。又曰：汗不怕早。所以伤寒之病，不独三阳表证可汗，即三阴而表证尚在者，亦可汗也，但有疑忌当凭脉为稳当。故脉之浮数而紧，可察其在表者，即宜汗之，而脉之沉细无力者，不可遽汗也。第汗以散邪，汗不可施邪，何以散？必用温中以托散，盖强主即所以逐蔻②也。夫汗本于血，血由于营，营由于气，气由于中，脉为营之外候，脉既已弱，中气必虚，中气虚，虽汗亦不能解，所谓阳证怕逢阴脉者，此也。急助中气以托散，则正复而邪即退矣。故治表邪之法，凡实邪无汗者，则发散为宜，有汗而热

---

① 弥沦：犹弥漫，为充满、布满之意。
② 蔻：文意不符，当为"寇"，形近之误。

不退者，和解为宜，中气虚而邪不能逐，则调补营卫以待其自汗自解为宜，此逐邪之三昧也。夫汗不透彻不能退邪，而汗之太过，易于亡阳脱气。虽汗者，亦不宜于过暴也，至于汗透而热不退，或汗后愈甚者，此乃阴阳交，魂魄离，大凶之兆也。今将宜汗与忌者条列于左，阅者宜细参之，勿谓寒凉可以退热，发汗可以解表，败人元阳，务宜察证之阴阳，脉之虚实也。

◎ 论吐

吐者，所以去其胸中之实也。经曰：在上者因而越之，亦即此治。盖痰饮宿食与寒邪停于胃脘，则凝滞于上焦，气化不行，不特温清补施之不效，且胃气有阻不能宣布，即攻下之法用之无益，故非吐无以涌散其邪。凡用吐药，中病即止，不必尽剂。若寸脉弱而无力者，切忌用吐，勿谓吐中自能发散，可以任意而为也。

◎ 论下

伤寒下法，所以攻里，以表邪传里，攻之使热随下去也。故经曰：三阴皆受病，已入于腑，可下而已。又曰：下不怕迟，必痞满燥实坚五者俱，而后可下。盖恐邪犹在表，里未实而误攻之，则为祸不少矣。三阴固为在里，而三阳亦有在里证，惟少阳半表半里之经，下之恐邪乘虚内陷，故不可攻，宜用和解，其余五经皆有下证，且不可轻用耳。仲景于误下证言太阳少阳不及阳明，亦谓病入阳明腑实故可攻之而无害，然又曰：阳明病心下硬满者不可攻，攻之利不止者死。岂非以阳明表证在经，硬在心下，邪在胸膈，犹未入腑亦不可攻乎。总之，下不可轻，轻下者为祸不浅，若不宜下而遽下，内虚热入，胁热下利，烦躁诸变不可胜数，轻者困笃，重者必危矣。

凡伤寒当下者，不宜用丸药，以丸药不能荡涤热邪而但能损正气也。又凡服下药后仍盐炒麸皮一升许，将绢包之，于病人腹上款款熨之，使药气得热则行，大便则易也。

◎ 看目①

夫治伤寒，须观两目或赤或黄。赤者为阳证，若兼六脉洪大有力，或燥而渴者，其势必甚，轻则三黄石膏汤，重则大承气汤之类主之。凡看两目眦黄，为必欲愈之病，眼包忽陷，目眦直视者为难治。开目见人者属阳，闭目不欲见人者属阴。目精不明，神水已竭，照物者难治。

一凡目色青白而无昏冒闪烁之意者，多非大病，不可轻用寒凉之药。

一凡眼眵多结者，必因有火，盖凡有火之侯，目必多液，液干则凝，所以为眵，即如肺热甚则鼻涕出，是亦目眵之类也。

一目睛上视者，谓之戴眼，此属足太阳经之证。盖太阳为目之上纲，而与少阴为表里，少阴之肾气大亏则太阳之阴虚血

_____

① 此篇参考自《景岳全书》"看目"。

少，故其筋脉燥急牵引而上。若直视不转者，尤为凶候，欲治此者，速宜培阴养血为主，今人不知，皆以为风，若用风药，则阴愈虚血愈燥矣，其有不颠覆者鲜矣。

◎ 论饮水①

论曰：若还不与非其治，强饮须教别病生。故伤寒饮水不可不与，又不可强与。盖内水消竭，欲得外水自救，欲饮一升止可与一碗，若恣饮过量，使水停心下，则为水结胸，留于胃则为噎为哕，溢于皮肤则为肿，蓄于下焦则为癃，渗于肠间则为利下，皆饮水太多之过也。

凡阳明病，口渴欲漱水而不欲咽者，以热在经而里无热也，必将为衄，不可与凉药。

按：饮水一证，本以内热极而阳毒甚者最其相宜，若似乎止宜实邪，不宜于虚邪也。而不知虚证亦有不同，如阳虚无火者，其不宜水无待言也，其有阴虚火盛者，元气既弱，积血又虚，多见舌裂唇焦，大渴喜冷，三焦如焚，二便闭结等症，此非借天一之精，何以济燃眉之急。故先宜以冰水解其标，而继以甘温培其本，水药并进，无不可也。其有内真寒外假热，阴盛格阳等证，察其元气，则非用甘温必不足以挽回，察其喉、舌，则些微辛热又不可近口。有如是者，则但将甘温大补之剂，或单用人参煎成汤液，用水浸极冷而饮之，此以假冷之味解上焦之假热，而真温之性复下焦之真阳，是非用水而实用水

---

① 此篇参考自《景岳全书》"饮水"。

之意，余用此活人多矣，诚妙之甚也。惟是假热之证，证虽热而脉则微，口虽渴而便不闭也，此而欲水必不可与，若误犯之则泄元阳，为害不小。

◎ 舌色辨①

舌为心之官，本红而泽，凡伤寒三四日以后，舌上有苔，必自泽而燥，自滑而涩，由白而黄，由黄而黑，甚至焦干，或生芒刺，是皆邪热内传，由浅入深之证也。故凡邪气在表，舌则无苔，及其传里则津液干燥而舌苔生矣。若邪犹未深，其在半表半里之间，或邪气客于胸中者，其苔不黑不涩，只宜小柴胡之属以和之；若阳邪传里，胃中有热，则舌苔不滑而涩，宜栀子豉汤之属以清之；若烦躁欲饮水数升者，白虎加人参汤之类主之。大都舌上黄苔而焦涩者，胃腑有邪热也，或清之，或微下之。《金匮要略》曰：舌黄未下者，下之黄自去。然必大便燥实，脉沉有力而大渴者，方可下之，若微渴而脉不实，便不坚，苔不干燥芒刺者，不可下也。其有舌上黑苔而生芒刺者，则热更深矣，宜凉膈散、承气汤、大柴胡汤之属，酌而下之。若苔色虽黑，滑而不涩者，便非寒邪亦非火证，非惟不可下，且不可清也，此辨舌之概。虽云若此，然犹有不可概论者，仍宜详察如下。

按：伤寒诸书，皆云心主之官，开窍于舌。心主火，肾主水，黑为水色而见于心部，是为鬼贼相刑，故知必死。此虽据

---

① 此篇参考自《景岳全书》"舌色辨""论虚邪治法"。

理之谈，而实有未必然者。夫五行相制，难免无克，此其所以为病，岂因克为病便为必死，但当察其根本何如也。如黑色连地而灰暗无神，此其本原已败，死无疑矣。时医不察虚实，但见伤寒任意攻邪，殊不知可攻而愈者，原非虚证，证既不虚，治之即愈，此无难也，所难者夹虚之伤寒耳。故凡临证者，但见脉弱、无神、耳聋、手颤、神倦气怯、畏寒、喜暗、言语轻微、颜色清白，诸形证不足等侯，便当思顾元气。若形气本虚，而过散其表，必致亡阳，脏气本虚而误攻其里必致亡阴，犯者必死。即如元气半虚而邪方盛者，亦当权其轻重而兼补以散，庶得其宜。若元气太虚则邪气虽盛，亦不可攻，必当详察阴阳，峻补中气。如平居偶感阴寒，邪未深入，但见发热身痛，脉数不洪，内无火证，素禀不足者，即当用理阴煎加柴胡或麻黄连进一二服，其效如神，此常用第一方也。此外诸证如虚在阳分，则当以四柴胡饮、补中益气汤或八珍汤、理中汤、温胃饮之类，此温中自能发散之治也。若虚在阴分而液涸水亏不能作汗，则当用补阴益气煎、三柴胡或三阴煎、左归饮之类，此壮水以制阳，精化为气之治也。若阴盛格阳，真寒假热者，则当以大补元煎、右归饮、崔氏八味丸之类，此引火归元之兆也。其有阴盛阳衰之证，身虽发热而畏寒不已，或泄泻，或背凉如水，或手足厥冷，是皆阳虚之极，必用大温中饮或理阴煎不可疑也。若果邪火热甚而水枯干涸者，或用凉水渐解其热，表未解而固闭者，或兼微解渐去其寒，若邪实正虚，原若舌心焦黑而质地红活，未必皆为死证。阳实者清其胃火，火退自愈，何虑之有。其有元气大损而阴邪独见者，其色亦黄黑。真水涸竭者，其舌亦焦干，此肾中水火俱亏，原非实热之证，欲辨此者，但察其形气脉色，自有虚实可辨，而从补从清，反如冰炭矣。凡以焦黑干涩者，尚有非实非火之证，再若青黑少神而润滑不燥者，则无非水乘火位，虚寒证也，若认此为火而苦寒一投，则余烬随减矣。故凡见此，但当详求脉证之虚实为主，不可因其焦黑而执言清火也，伤寒固尔，诸证亦然。

薛立斋①曰：余在留都时，地官主事郑汝东妹婿患伤寒，得此舌，院内医士会禧曰当用附子理中汤，人咸惊骇而止，及其困甚治棺，会与其邻复往视之，谓用前药，犹有生意，其家既待以死，拼而从之，数剂而愈。大抵舌黑之证，有火极似水者，即杜学士所谓薪为黑炭之意也，宜凉膈散之类，以泻其阳。有水来克火者，会医士所疗者是也，宜用理中汤以消阴翳，又须以老生姜切平擦其舌，色稍退者可治，坚不退者不可治，另有舌色辨载在色诊，所当参阅。

◎ 虚邪论②

伤寒治法，在表者宜散，在里者宜攻，此大则也。然伤寒生死之机，全在虚实二字，夫邪之所凑，其气必虚，故伤寒为患，多系乘虚而入，有主客不敌之势，但使能保定根本，不令决裂，则将不战而自解，此中大有元③妙，余常借此而存活者，五十年来若干人矣，谨书之以为普济者则。

---

① 薛立斋：明代著名医学家，著《外科发挥》等。
② 此篇摘自《景岳全书》"论虚邪治法"。
③ 元：应作"玄"，避讳字。

◎太阳经本证①

太阳经病，头项痛、腰脊强、发热恶寒、身体痛、无汗、脉浮紧，以太阳经脉由脊背连风府，故为此证，此三阳之表也。

按：此经非发汗不能愈，初起发热恶寒为本病，后头疼身痛为标，病不拘日数多寡即宜散解，更宜审其虚实而酌用之，或九味羌活汤、十神汤、败毒散之类。不解即当用清解药兼阳明以治，如石膏汤加知母，或栀子升麻汤、白虎汤之类。仲景曰：伤寒一日为太阳受之，脉若静者为不传，颇欲吐，若烦燥，脉急数者为传也。伤寒六七日，无大热，其人燥烦者，此为阳去入阴故也。伤寒二三日，阳明少阳不见者，为不传也。伤寒三日三阳为尽，三阴当受邪，其人反能食而不呕者，此为三阴不受邪也。

◎阳明经本证

阳明经病，为身热、目痛、鼻干、不得眠、脉洪而长，以阳明主肌肉，其脉挟鼻络于目，故为此证，此三阳之里也。

按：此经非解肌不能愈，初起身热为本病，后目痛鼻干不眠为标病，宜柴葛解肌汤、升麻葛根汤主之。若阳明实热，烦躁斑黄，一六甘露散；或多汗而渴，鼻衄喜水，烦燥，竹叶石膏汤主之。

---

① 此篇及以下论及六经本证、正阳明腑证均参考自《景岳全书》"六经证"。

◎ 少阳经本证

少阳经病，为胸胁痛、寒热、耳聋、呕而口苦、咽干、目眩、脉弦而数，以少阳之脉循胁肋，络于耳，故为此证，此三阳三阴之间①，由此渐入三阴，故为半表半里之经也。

按：此经有三禁曰，汗吐下。初起寒热、胁痛、耳聋为本病，后呕而口苦咽干目眩为标病，治宜和解，小柴胡汤主之。或两经合病，小柴胡汤加芍药、干葛。

以上三阳受邪为病在表，法当汗解，故云未入于腑，可汗而已。然三阳亦有下证，唯少阳一经不可下，恐其内陷故也，不可不知。至于汗透而热不退，或汗后而热愈甚，此乃阴阳交，魂魄离，大凶之侯也。凡发汗过多，一时亡阳，或身寒而栗，或气脱昏沉，宜独参汤或四味回阳饮连救之。

◎ 太阴经本证

太阴经病，为腹满而吐，食不下，嗌干，手足自温，或自利，腹痛不渴，脉沉而细，以太阴之脉布于胃中，络于嗌，故为此证。

按：此经非白术、干姜不能去湿，先起腹满嗌干，本病；已后身自黄，标病，当分寒热施治。如腹满、嗌干、手足温、腹痛、身无热、发黄，脉沉数有力是传经热邪，宜加减桂枝大黄汤或调胃承气汤下之。若腹满，自利不渴，或呕吐恶寒，手

---

① 三阳三阴之间：此句在《景岳全书·六经证》中为"二阳三阴之间"。

足厥冷，脉沉弱无力属脏寒，宜温之，理中汤主之，重则回阳救急汤挽之。

◎ 少阴经本证

少阴经病，为舌干口燥，或自利而渴，或欲吐不吐，或引衣蜷卧，心烦但欲寐，其脉沉，以少阴之脉贯[1]肾络于肺，系舌本，故为此证。

按：此经非附子[2]不能温润。先起舌干、口燥，本病；后见谵语、大便实，标病。如口[3]干舌燥，谵语，大便实，或绕脐硬痛，或下利纯清水，脉来沉实有力，此传经邪热，宜攻之，用六一顺气汤或大柴胡汤，分轻重下之。若身无热、恶寒、蜷卧不渴，或腹痛、呕吐、泻利沉重，或阴毒[4]，指甲唇青，呕逆绞痛，身如被杖面如刀刮，战栗，脉沉迟无力，此属脏寒，宜温之，以回阳救急汤或真武汤主之，六经唯此经最难治。

◎ 厥阴经本证

厥阴经病，为烦满囊缩，或气上撞心，心中疼热，消渴，饥不欲食，食即吐蛔，下之利不止，脉沉而弦，以厥阴之脉，循阴器而络于肝，故为此证。

---

① 贯：原文为"胃"，文意不通，据《景岳全书》订为"贯"。

② 附子：原文为"付子"，据药典订正。

③ 口：原为"心"，据文意改。

④ 阴毒：原文为"除毒"，文意不通，据《伤寒六书·一提金》订为"阴毒"，为形近之误。

成无己①曰：热邪自太阳传至太阴，则腹满嗌干，未成渴也，传至少阴则口干舌燥而渴，未成消也；至厥阴则成消渴矣，以热甚故能消水也。凡饮水多而小便少者谓之消渴。肝居下部而邪居之，则木火相犯，所以邪上撞心。木邪乘土，则脾土受伤，所以饥不欲食，食即吐蛔。脾土伤而下之，则脾气愈虚，所以利不止。

此经非白芍、甘草不能滋养。先起消渴烦满，本病；以后舌卷囊缩，标病。亦有寒热之分，如消渴、烦满、舌卷、囊缩，大便实，手足乍冷乍温，脉沉实有力，外虽微冷，内有实热，此传经热邪也，宜下之，大承气汤。口吐涎沫，或四肢厥冷，不温过于肘膝，不渴，小腹绞痛，呕吐自利，怕寒，肢痛，小便清利，脉沉迟无力，属阴寒，温之以吴萸四逆汤。

又按：病至阴经，要分阴阳，即传经热症，可温者十之五六，可下者十之三四，不得以传经热邪，尽行可下也。三阴以脉浮为欲愈，不浮为未愈也。即三阴受邪，为病在里，于法当下。故云：已入于腑，可下而已。然三阴亦有当汗者，如太阴病脉浮者；少阴病始得之，反发热，脉沉者；厥阴证下利，腹胀，身体疼痛者，皆三阴之可汗者也，不可不知。

◎ 正阳明腑证

正阳明腑病者，乃由表传里，由经入腑也。邪气既深，故为潮热自汗，谵语发渴，不恶寒反恶热，揭去衣被，扬手掷

---

① 成无己：宋金时期医家，伤寒学派主要代表，代表作有《注解伤寒论》。

足，或发斑、黄、狂乱，五六日不大便，腹胀，喘促，脉必数滑有力，此实邪已传于内，乃可下之。若其脉弱无神，或内无痞满实坚等证，又不可妄行攻下。

以上六经证治井然。第病有不同，症有多变，或两经互见，或阴阳并呈，执经求治，证多不合，仍难下手，则合病并病之义不可不悉也。今之伤寒合病并病最多用，列于下，阅者宜细思焉。

◎合病例①

合病者，两经、三经齐病也。如初起发热、恶寒、头痛者，此太阳经证；更兼不眠，即太阳阳明合病也；若兼呕恶，即太阳少阳合病也；若发热、不眠、呕恶者，阳明少阳合病也；若三者俱全，便是三阳合病。三阳合病，其病必甚。至于三阳与三阴本无合病。盖三阳为表，三阴为里，若表里同病，即两感也。故凡有阴阳俱病者，即以渐相传而至，皆并病耳，非合病、两感之谓。

按：三阳合病，俱见在经表，总宜解表。盖三阳合病，必自下利，以表实里虚，故下利也。太阳与阳明合病下利，宜葛根汤。太阳与少阳合病下利，宜黄芩汤，一解表一和解也。即太阳与阳明合病，喘而胸满者，邪未全入于腑，尚是表证，独宜汗之。惟阳明与少阳合病，其脉滑数而腹满痛者，有宿食也，宜下之。其脉以不负者顺，负者逆也，互相克贼曰负。

---

① 此篇参考自《景岳全书》"论今时皆合病并病"，下篇"并病例"同引于此。

总以合病在经者宜汗，在府者宜下也。至于三阳全合，其病必甚者，关上脉浮大，但欲眠睡，合目则汗，腹满身重，难以转侧，不仁而面垢，谵语遗尿，发汗则谵语，下之则额上生汗，手足逆冷，若自汗者，白虎汤主之，若非自汗，则表犹未解，尚未可用也。此证夏月最多，当与痓湿暍篇参看。

又按：桂枝汤、麻黄汤分主太阳之表，葛根汤总主阳明之表，小柴胡汤总主少阳之表。三阳经合并受病，即随表邪见证多寡，定方丝丝入扣。

◎并病例

并病者，一经先病，而后及于他经皆病也。如太阳先病发热头痛，而后见目痛、鼻干、不眠等证者，此太阳并病于阳明也；或后见耳聋、胁痛、呕而口苦等证者，此太阳并病于少阳也；或后见腹满、嗌干等证者，此太阳并病于太阴也；或后见舌干口燥等证者，此太阳并病于少阴也；或后见烦满囊缩等症者，此太阳并病于厥阴也。若阳明并病于三阴者，必鼻干、不眠兼三阴之证；少阳并病于三阴者，必耳聋、呕而口苦而兼三阴之证。阴证虽见于里，而阳证仍留于表，故谓之并。

凡患伤寒而始终热有不退者，皆表邪之未解也。但得正汗一透，则表里皆愈，岂非阴阳相并之病乎？故凡三阳并病而见在经之表邪，自当解三阳之表。即三阴三阳之并病，或其邪热已甚，自宜清火，倘表证尚未解，仍当散邪。盖外为本病，而拔去其本，则里病自愈。但表不甚而里证急，则和里亦所以解表也。至于三阳并病而及阳明胃腑，若并而未尽，尚有表证，仍当解散。即仲景所谓太阳阳明并病，若太阳证不罢者，不可下，宜少发汗是也。若太阳证罢，是谓并之已尽。而见阳明胃经腑病者，自当以阳明胃腑证治之。此三阳三阴并病之略也。

虽然宜表宜里，自有不易之道，非可以疑似出入者，此在临时，神而明之，非可以言尽也。

按：并病之说，太阳与阳明并，仍是表邪，仍当汗解，断不可下，必太阳证罢，而阳明全具者，乃可下之。若太阳与少阳并，心下硬，头颈项强而眩，时如结胸，不可发汗，当刺肝俞、肺俞；发汗则谵语，脉弦，六七日不止，当刺期门，又不可下，误下则结胸，下利不止，水浆不入，心烦，是成危候矣。少阳之邪，全在照料胃液为主，故谵语、脉弦，不从谵语处泻胃，只可从脉弦泻肝；故误下，至于水浆不入，木来克土，虽有刺期门之法，亦无所施矣，最宜着眼。

◎三阳阳明证例①

仲景曰：病有太阳阳明，正阳阳明，少阳阳明，何谓也？太阳阳明，脾约是也；正阳阳明，胃家实也；少阳阳明者，发汗利小便，胃中燥烦内实，大便难是也。问曰：缘何得阳明病？答曰：太阳病发汗，若下若利小便，此亡津液，胃中干燥，因转属阳明，内实大便难，此名阳明也。问曰：阳明病外症云何？答曰：身热汗自出，不恶寒反恶热也。

按：三阳阳明之证，皆自经传腑，胃家之实证也。曰：太阳阳明者，邪自太阳传入于胃，其名脾约，以其小便数，

① 此篇参考自《景岳全书》"三阳阳明证"。

大便硬也。正阳阳明者，邪自本经传入于腑，而邪实于胃也。少阳阳明者，邪自少阳传入于胃也。胃属土，为万物所归，邪入于胃，则无所传，郁而为热，此由耗亡津液，胃中干燥，或三阳邪热不解，自经而腑，热结所成，谓之实邪，是为可下之证。土气旺于未申，所以日晡潮热，但潮热虽为可攻，若脉浮而紧，或小便难，大便溏，身热无汗，此热未全入腑，犹属表证，仍当和解。若邪热在表而妄攻之，则祸不旋踵矣。

◎四时感冒

凡非时感冒，初起头痛、恶寒、发热、身骨痛腰强，有似于发冷①者，可用败毒散疏之。若渴加干葛八分，痰加半夏六分，内热加黄芩六分。如服药身热退，不呕，为不传经。倘至日晡潮热微寒，可用柴胡双解饮；胸胀加枳壳、桔梗②各五分，去芍、葛；有寒热加草果、常山各五分，去芍、葛；如夜热加生地一钱、赤芍八分、知母八分；有寒仍加草果；如泻利，加四苓各八分。

凡伤寒，已经汗下，而脉尚洪数，两目如火，烦热狂叫欲走者，三黄石膏汤主之。

凡得病厥，脉动数，汤药更迟，脉浮大减小，初燥后静，此皆愈证也。

凡伤寒有口沃白沫，或唾多流冷涎，俱是有寒，宜吴茱萸汤、理中汤、真武汤，轻重用之，切忌寒凉。杂证亦然。

---

① 发冷：粤语方言，为恶寒之意。
② 桔梗：原文为"枳梗"，据药典订正。

◎死证

脉阴阳俱虚，热不止者，死。脉阴阳俱盛，大汗，热不解者，死。发热而利，汗出不止者，死。发热下利，厥逆躁不得卧者，死。发热，下利至甚，厥不止者，死。下利发热者，亦死。发热而厥七日，下利者，难治。汗不出，大颧发赤，哕者，死。目不明，热不已者，死。

◎病后诸证①

凡病后诸证俱愈，而身热不退者，肾虚则宜滋阴，如六味加芍药、柴胡、地骨之类。脾虚则宜补气，四君子加白芍、地骨之类，久之自息。

一寒邪方去，犹未清楚，遽起露风，而因虚复感，此新旧相踵之复也。

一邪气方散，胃气未清，因而过食，是为复食。

一表邪方解，原不甚虚，因而过慎，辄加温补，是误补而复。

二者，食入于阴，而长气于阳，以至胃气复闭，阳邪复聚而然。表邪既复，仍宜汗之。

一新病方瘳，不能调摄，或劳伤脾阴，因而复热者，是名劳复。

一不慎房劳，因而再感者，是名女复劳。

---

① 此篇内容参考《景岳全书》"论汗"、《伤寒六书》"瘥后昏沉"、《医宗己任篇》。

二者，所谓阴虚阳必凑之而然，此则或补或汗，当分虚实治之。

凡伤寒阳证，已经汗下后，不宜骤用参芪大补，恐邪得补而复作也。亦防变生他证，所谓伤寒无补法即此也。若曾经汗下后，虚弱之甚，脉见无力者，自宜甘温补之。至于劳力感寒，及大虚弱者，不在禁例，从病制宜可也。

一瘥后昏沉，或半月以来，或十余日，终不惺惺，错语少神，或寒热似疟，或潮热，此因发汗不尽，余热在心包络间故也，宜知母麻黄汤凝汗之。若胃口有热，虚烦而呕者，竹叶石膏加生姜治之。

《已任编》云：有阴虚劳复，凝挟风寒与食者，生地黄饮主之。若其人表壮实，平日多火证，愈后复劳者，亦不可攻伐，七味葱白汤主之，损庵用麦冬斤许，入淡竹叶、香豉，频频饮之佳。海藏[1]麦冬汤亦可。

伤寒如上法，治之愈矣。顾有讳疾忌医之家，及不识脉证之庸技，日久迁延，变如猬起，颠倒错乱，卒难措手，用集失治、误治之证如下。以云救也。

◎结胸症[2]

结胸一证，寸脉浮而关脉沉而紧，心下胀痛，按之硬石，而手不可近者，方是结胸。有因误下而成者。凡太阳、少阳表

---

[1]　海藏：即王好古，字进之，号海藏，元代医家，赵州（今属河北赵县）人，著有《阴证略例》《此事难知》《医垒元戎》《汤液本草》《仲景详辨》《活人节要歌括》《斑疹论》《伤寒辨惑论》等书。

[2]　此篇参考自《景岳全书》"结胸"。

邪未解，太阳少阳并病表邪未解，此不当下而误下之，以致脏气空虚，外邪乘虚内陷，结于胸膈之间。亦有不因下而由于本病者，以邪实渐深，结聚于胸而成者。近世谓未经下，非结胸证，此谬也。大陷胸汤，唯伤寒本病，不因下而成者，正所宜也。若误下而用此汤，是再误也，予所不敢。不若酌其轻重而从双解，或用外罨法①，以解其胸中之实邪，为最稳当。若但满不痛者，此为痞，乃表邪传至胸中，未入于腑，此其将入未入，犹兼乎表，是即半表半里之证，只宜小柴胡加枳壳治之，或小柴胡对小陷胸亦妙。

一结胸证，其脉大者，邪未入腑也，不可下，下之即死。

一结胸证悉具，烦躁者，死。

陶节庵云：有懊憹满闷，身无热者，为寒结胸，三物小陷汤白散主之。心下怔忡，头汗出，无大热，为水结胸，半夏茯苓汤主之。

有脏结证如结胸状，饮食如故，时时下利，寸脉浮，关脉小细沉紧，名曰脏结。舌上白胎滑者，难治。此非真寒，乃过下之误也，当炙关元穴救之。

◎烦躁②

火必刑金，甚则及肾，方书以之分属，亦不必过泥。烦则心烦，躁则手足扰动。但烦不躁者，热未甚也。若甚，则不

---

① 外罨法：罨［yǎn］，即以水或药汁掩覆局部的方法系外治法之一，出自《景岳全书》。

② 此篇第二段参考自《医宗己任编》。

但心神闷乱不安，即四体亦扰动不宁矣。然病至于躁，与死为邻，故证见扬手掷足者多死。若察其扰动急剧，略无一毫柔缓之象，必不治矣。此须于神情间体认之，非可以言传也。

有表证不得汗，内外皆热，躁乱不宁，取汗则定。有里实热郁，大便不通，心神不宁，脉数实有力，下之即定。有热病，脉按之不鼓，躁乱，欲坐卧于泥水中，口中和，饮水不入口，乃虚寒上攻也。即阴盛格阳，阴极发躁，冷服附子理中汤或四逆汤。若火客心包，上焦不清，烦躁者，栀子、黄连等凉药妙。起卧不安，睡不稳，谓之烦，竹叶石膏汤。心中蕴热而烦，清心莲子汤。虚烦有饮，温胆汤；无饮，远志饮子。脉虚大或细微，心烦不眠，生脉散加柏仁、茯神①、当归；有火加元参、栀子、竹茹、花粉。若血液耗散，心神不安者，独参汤。

◎ 发狂②

发狂之证，本阳明实热之病也。阳邪入胃，热乘心肺，故令神志昏乱。若此，始则少卧不饥，谵语妄笑，甚则登高而歌，弃衣而走，逾墙上屋。或数日不食，其妄言詈骂，不避亲疏，皆阳盛为邪也。夫病至发狂，邪热已极，便非峻逐火邪，必不能已。但察其大便硬结，或腹满而坚，有可攻之证，则宜以大小承气或凉膈散、六一顺气汤之类可也。若无胀满实坚等证，而唯胃火使然，则以白虎汤、抽薪饮，泄去火邪，其病自愈。至于加狂之证，此乃病在神志。盖本病已伤于内，而寒邪

---

① 茯神：原文为"茯辰"，据药典订正。

② 此篇参考自《景岳全书》"发狂"。

复感于外，则病随邪起，所谓虚狂也。外证无黄赤之色，无刚暴之气，内无胸腹之结，无滑实之脉，或口多妄涎，而神魂不宁，禁之即止，旋又躁扰，此与阳狂之如冰炭。须辨其阴阳以施治。在阴，则宜六味、左归、一阴煎之类。在阳，则补中、四君子、十全大补之类。有邪，略兼理可也。若阴躁如狂，速温补命门，则火有所归，而病自愈。误用寒凉即死，不可不审也。至若蓄血亦令人狂，有蓄血方论于下。

一发狂，下利谵语者，不治。狂言，直视反目者，为肾绝，死。汗出后辄复热，狂言不食者，死。

◎ 蓄血

蓄血者，以热结在里，搏于血分，留瘀下焦而不行也。仲景曰：太阳病不解，热结膀胱，其人如狂，血自下，下者愈。其外不解者，尚未可攻，当先解外，外邪已解，但小腹急结者，乃可攻之，宜桃仁承气汤。又曰：太阳证六七日，表证仍在，脉微而沉，反不结胸；其人如狂者，以热在下焦，小腹当硬满，小便自利者，下血乃愈。所以然者，以太阳随经，瘀热在里故也，抵当汤主之。又曰：太阳病，身黄，脉沉结，小腹硬，小便不利者，为无血也。小便自利，其人如狂者，血证谛也，抵当汤主之。又曰：伤寒有热，小腹满，应小便不利，今反利者，为有血也，当下之，不可余药，宜抵当丸。又阳明证，其人喜忘，屎虽硬，而大便反快，其色黑者，是亦蓄血之证也。故凡诊伤寒，但其小腹硬满而痛，即当问其小便，若其小便自利者，知为蓄血之证，瘀于下者，血去而愈。

在仲景以抵当丸，愚谓：但以承气之类，加桃仁、红花以逐之，其或兼虚者，以玉烛散下之，无不愈矣。《辨疑》云：伤寒五六日，但头汗出，身无汗，齐颈而还，小便自利，渴欲饮水浆，此瘀血证也。宜看上下虚实治之。治上用犀角地黄汤，治中用桃仁承气汤，治下用抵当汤。

又有病者手足厥冷，言我不结胸，但小腹满，按之痛，此冷结膀胱、关元也，宜灸关元穴。

◎呃逆①

海藏云：伤寒呃逆脉散死，仲景之言不虚伪。大抵原因失下，生呃逆，喉中阴不纳，肺阴不纳，是为阳格。便软唯宜用泻心，便硬急宜大乘气，二药神工，作者谁？东垣洁古为良剂。

有一种壮实之人，守不服药之说，五六日后，大去燥屎而呃逆者，此热伏肠胃，郁不得发，及下，窍得通则上窍亦透，冲动肺阴而哕也。譬如炉底壅塞，火焰不光，迨一透达则炎上行，治法不宜纯用寒凉，寒凉则抑遏其火，且肺胃之气，渐向衰惫矣，能禁此猛剂？亦不宜大补，大补则热邪方盛，势必邪正纠缠，发为胀满痞塞之病，宜以人参、白术、茯苓、甘草、当归、白芍、黄芩、黄连，俱酒炒，栀子、丹皮、知母、橘红与之。实者加石膏，往来寒热加柴胡，脉不虚者参术亦不可用。三四剂后，加熟地五六钱，阴汁②一充，涌出肌表而愈矣。此证有小心过甚，初用上方一二剂，或见身微汗，或大便略

---

① 此篇第三段参考自《证治准绳》"伤寒卷第六"。

② 阴汁：应指津液，当津液充足，发表作汗。

行，即改养阴滋润之药，其人虽愈，期年①之间，必愦愦如痴。此乃邪热入于心胃，不得透出故也。医者慎之。

大吐大下，复极发汗，胃中虚冷，阳气拂郁于表，医与之水，虚寒相搏，因致呕哕者，吴茱萸汤、理中汤。脉虚软，四肢怠倦，少食，或久病过食克伐之药，致呃逆者，属中虚，六君子加减。两尺洪盛，或弦细而数，面时赤，呃逆者，属阴火，都气丸主之。内已伏阴，阴气太甚，肾水擅权，肝气不生，丙火既病，丁火又消，所以游行相火，寒邪迫而萃集于胸中，亦欲尽也。故令人发热，大渴引饮，欲去盖覆，病人独觉，他人按之，身体肌肉骨髓血脉俱寒，此火即无根之火也，用理中汤加丁香以温其胃。其火自下，又有其气自脐下直冲于咽嗌间呃逆者，此阴证也，其病不在胃也，用加味附子汤急温其下，真阳一回，火降呃逆自止。

◎发黄②

伤寒热湿伤脾，则身发黄。黄如橘皮而明者多热，脉必数，身不痛，解热为主。黄如熏黄而暗者湿多，脉必沉缓，身必痛，渗湿为主。初起脉有力，不大便，能食，茵陈大黄汤微利之，次用茵陈五苓以渗湿解热，稍宜固脾胃本，方倍白术，气虚脉缓弱体倦加人参或参术健脾汤。

伤寒发汗不彻，有留热，身面皆黄，多热，期年不愈，食不减者，用茵陈、栀子各三分，古以二钱五分为一分，升麻、

---

① 期年：一年。
② 此篇第二段参考自《医宗己任编》。

秦艽各四钱，共为细末，水煎服三钱，以知为度。盖秦艽退黄极妙，其性能去阳明湿热邪气也。水湿伤脾，脾黄色见于外，为阴黄，脉沉身冷是也。四苓散加炮姜、茵陈，重加附子，从阴证治。伤冷中寒，脉弱气虚，变为阴黄，理中汤加茵陈服之。海藏云：伤寒若过太阳、太阴司天，若下之太过，往往变成阴黄。一则寒水太过，一则土气不足，水来侵之。方治如下。

发黄，小便不利，烦躁而渴，茵陈加茯苓、猪苓①、滑石、当归、官桂主之，韩氏②名茵陈茯苓汤。发黄，烦躁，喘呕不渴，茵陈加白术、陈皮、半夏、生姜、茯苓主之，韩氏名茵陈陈皮汤。发黄，四肢遍身冷者，茵陈、附子、甘草主之，韩氏名茵陈附子汤。发黄，肢体逆冷，腰上自汗，茵陈加附子、甘草、干姜主之，韩氏名茵陈四逆汤。发黄，冷汗不止者，茵陈加附子、干姜主之，韩氏名茵陈姜附汤。发黄，服前姜附诸药未已，脉尚迟者，茵陈加吴茱萸、附子、干姜、木通、当归主之，韩氏名茵陈吴茱萸汤。

赵宗颜因下之太过生黄，脉沉细迟无力，次第用药至茵陈附子汤大效。后赵秀才下早病黄，寸微尺弱身冷，次第用至茵陈四逆汤。次第谓：先茵陈茯苓汤，次茵陈陈皮汤也。有瘀血发黄，脉必微而沉，或沉结。不若瘀热之脉，浮滑紧数也。又外证必有如狂，腹满，小便自利等候，宜于蓄血条求之。

仲景曰：太阳病，脉浮而动数，表未解也。及反下之，若不结胸，但头汗出，小便不利，身必发黄也。又曰：阳明病无

---

① 猪苓：原为"朱苓"，据《药典》订为猪苓。

② 韩氏：即韩祗和，北宋医家，撰有《伤寒微旨论》，辨析《伤寒论》辨证用药理论。

汗，小便不利，心中懊憹者，必发黄。阳明病，发热汗出者，此名越热。不能发黄，但头汗出，身无汗，齐①颈而旋，小便不利，渴引水浆者，此为瘀热在里，身必发黄，茵陈青蒿汤主之。又曰：伤寒脉浮而缓，手足自温者，系在太阴，身当发黄。至七八日，大便硬者，为阳明病。

孙真人②曰：黄疸病，脉浮当以汗解，桂枝加黄芪汤。

一凡寸口无脉，鼻出冷气，形如烟熏，摇头直视，环口黧黑，举体发黄者，不治。

◎自利③

伤寒下利，有当攻者，如少阴病，自利清水，色纯青，心下必痛，口干燥，急下之。又下利三部脉皆平，按之心下硬者，急下之，俱宜大承气汤，以其硬痛，必有所积也。下利，谵语者，有燥屎也，小承气汤。以下利非阳明实邪，不当谵语，故知有燥屎当去也，故攻之。有当清者，如热利下重，脉数饮水俱，白头翁汤主之。又少阴病，下利六七日，咳而呕渴，心烦不得眠者，猪苓汤④主之，是也。有当温者，自利不渴，属太阴，以脏有寒也，当温之，以四逆辈。又手足厥冷，恶寒，腹痛，脉微欲绝，下利清谷之类，如少阴病之桃花汤、吴萸汤、白通汤、真武汤、四逆汤。及大汗出，热不去，内拘

---

① 齐：原文为"际"，根据条文订正，为音近之误。
② 孙真人：即孙思邈，唐代医家，撰有《备急千金要方》传世。
③ 此篇第二段参考自《医宗己任编》。
④ 猪苓汤：原文为"朱苓汤"，据《伤寒论》订正。

急，四肢疼，下利厥逆而恶寒者，四逆汤主之，皆是也。

东庄云：不因攻下而自泄泻，谓之自利，俗名漏底伤寒是也。有寒有热，俱宜详辨。大抵泻利完谷不化，色不变有如鹜溏，或吐利腥臭，小便澄彻清冷，口无燥渴，或渴而不燥，其脉或沉细，或微迟无力，或身虽热，手足逆冷，恶寒蜷卧，身弯不能直睡，谓之蜷卧，此为寒也，脐下必寒，宜理中汤、白通加附子汤主之。若热证，则口中燥渴，小便赤黄或涩而不利，或所下如垢腻之状，其脉多数，或浮，或滑，或弦，或大，或洪，皆兼数而有力，或有邪热不杀谷而物不消化者，当以脉证别之。热利者，脐下必热，宜黄芩汤、白头翁汤。有内热大结，注泄不止，须以寒药下之，结散而利自止。正所谓通因通用也。凡胃虚内热，烦渴泻利，脉微弱者，七味人参白术散。若发热者，人参三白汤加炒川连。如腹痛，小便不利者，五苓散合理中汤，若呕，加藿香、砂仁、半夏、生姜、陈皮；如湿多而泻不止者，加苍术、白术；如腹胀者，加厚朴；腹痛不止，加白芍、玉桂、木香温之。凡伤寒作利，脉浮表未解，仲景以小青龙汤去麻黄加芫花二钱，炒令赤色。盖散表邪，兼治水也。湿毒气盛者，下利腹痛，大便如脓血，或如烂肉汁，宜地榆散、黄连阿胶汤。有内不大满，犹生寒热，末①可下而下之，内虚热入而利，脐下必热，大便赤黄色，及下肠间津液垢腻，名曰利肠，宜白头翁汤、黄芩汤。

又有不大便五六日，以药利之，利遂不止，用极热剂而止。上条因失表以至②利，此则因误下而得利者，而下后之利，

---

① 末：文意不符，当为"未"，形近之误。

② 至：文意不符，当为"致"，形近之误。

又有寒热不同而辨证宜晰也。外热内烦，下利上渴，或痞或痛或呕，常法多用黄芩汤，不若生姜泻心汤之当也。凡下利不可发汗，盖下利由内虚，若发汗则内外皆虚，变证蜂起矣。

凡下利，身凉脉小者顺，身热脉大者逆。此以外无表证，而病在脏者言也。下利日十数行，脉反者死。发热下利至甚，厥不止者死。下利直视谵语者死。下利无脉，手足厥冷，灸之不温，脉不还者死。少阴病，自利，烦躁不得卧者死。大抵下利一证，脱气至急，五夺以此为甚也。《要略》①曰：六腑气绝于外者，手足寒，五脏气绝于内者，利下不禁。脏气既脱，不能治也。

◎ 协热下利②

仲景曰：若不宜下，而便攻之，内虚热入，协热遂利，烦躁诸变，不可胜数，轻者困笃，重者必死矣。太阳病，二三日不能卧，反下之，若止，必作结胸，未止者，四日复下之，此作协热利也。太阳病，外证未除，而数下之，遂协热而利，利下不止，心下痞硬，表里不解者，桂枝人参汤主之。阳明少阳合病，若脉数不解，而下不止，必协热而便脓血也。

按："协"字乃"协同"之"协"，非"挟藏"之"挟"。言表证未除而误下，因致外热未退，内腹作利，故云协热下利，即表里俱病之谓。是热字言表热，非言内热也。今人不明此义，但见下利，便云协热下利，且有以芩连治表，而热不退，乃致下利，或胃弱逢寒即泄者，亦云协热，其谬熟甚。

---

① 《要略》：即《金匮要略》。
② 此篇参考自《景岳全书》"协热下痢"。

不观仲景桂枝人参汤，是岂治内热之剂乎？寒热倒施，杀人多矣。

◎傍漏①

有下早成结胸证，见微热神昏，日②干微渴，舌兼燥，或殷紫色，大便溏泄时至，此为傍漏。乃热结于中，逼注大肠，非关脾也。养阴滋血药中，须加黄芩、知母，又必合白虎用石膏，傍漏方止，止后数日，方得正便而愈矣。兼有小便秘者，热解自通，切勿用木通、车前等利水药，利水则阴阳易竭，不可救矣。有伤寒热甚，失于汗下，唇焦舌燥，能饮水，大便秘硬，小便秘涩，时有稀粪利出者，此内有燥③矢结聚，乃傍漏之物，非冷利也。再审其矢气极臭者是也。其脉虽沉，切之必滑有力，或时燥热，不欲衣被，或扬手掷足，或谵语有力，此乃阳气亢极，轻者人参白虎汤或小柴胡汤合解毒汤主之，内实者须下之，有潮热者，大柴胡汤加芒硝。

◎呕吐④

有声无物为呕，无声有物为吐。呕则有热、有寒、有停饮、有胃脘痛脓者，吐则悉言虚冷也。凡呕而发烦闷者，热邪

---

① 此篇参考自《医宗己任编》"傍流篇"。
② 日：文意不通，当为"口"，形近之误。
③ 燥：原文为"躁"，据"燥屎"订为"燥"。
④ 此篇参考《景岳全书》"呕吐哕证"、《医宗己任编》。

为呕也；呕而吞酸冷咽，涎沫沉沉者，寒邪为呕也。凡伤寒，邪渐入里，里气相逆则为呕。是半表半里之邪，其证多呕，若邪全在表，无是证也。治法一二日内，宜宣剂以去其壅，方书所谓天分肺、气分胃窒塞不通而成哕或呕是也。凡邪在半表半里者，和之散之。气逆者，顺之，有痰者降之，热者清之，寒者温之。《千金》①云呕家圣药是生姜。呕家虽有阳明证不可救，盖其气逆于上，而邪未入腑，本非胃实证也。气逆于上而攻其下，下虚则逆气乘之，势必大危。若脉微弱者乃为尤甚，高鼓峰曰，是呕证之作，必上焦火盛，炙其津液，结其痰涎，凝于胃口，故又宜导痰降火，生姜、半夏、橘红、白茯、厚朴、连翘、栀子、黄芩、花粉、知母、竹叶、杷叶主之。如心烦加姜炒黄连，心下痞更加枳实，如口苦、胁满脉弦加柴胡，三四日邪气渐深，痰愈凝结，宜苦寒以折之，芩连、二陈加厚朴、花粉、黄柏、滑石、芦汁、竹沥、姜汁主之，必止。如不止，辛以散之，芩连、二陈加干姜钱许、生姜四钱。又不止，重以缒之，用金银煎上药，或上药加入金银薄②五七叶甚效，加寒水石、赤石脂。

凡呕吐不止挟虚者，旋覆代赭石汤，如不虚，旋覆花一味煎汤，调下代赭石一二钱。如初起即呕逆清水饮食者，着寒伤胃也，人参养胃汤。如潮热、内实不大便，呕不止，心下急，郁郁微烦者，大柴胡下之。呕家不可下，因而越之可也，若逆之使下，则必抑寒愦乱而益甚，故禁之。然《金匮》有大黄甘草汤，治食已即吐。盖有升无降，则当逆而折之，无速于大黄

---

① 《千金》：指《千金要方》。

② 金银薄：金银箔，起重镇安神的作用。

也，但须慎耳。先呕即渴者，猪苓汤，先渴却呕者，宜治隔间之水，大半夏汤。

如初起腹满而吐，食不下自利益甚，时腹自痛者太阴也，理中汤加二陈、生姜、藿香主之。饮食入口即吐，心下温温欲吐，复不能吐，手足寒，脉沉微者少阴也，四逆汤加二陈、生姜主之。干呕、吐涎沫、头痛者厥阴也，吴萸汤加二陈主之。凡三阴呕吐，药宜冷服，此从治之法也。此皆直中三阴，非自阳经传来者，故悉用热药。

阳证新瘥见呕，别无所因，此余热在胃脘也，竹叶石膏汤，虚者，左归去茯苓加花粉。如病久中气虚，六君子汤或橘皮半夏汤，虚而挟寒者，六君子加藿香、砂仁或补中加炮姜半夏亦可。如胃气既虚，邪热未退，人参加葛根汤。如病久口干，舌燥呕者，肾阴虚也，必有面赤娇红、脉虚细数等证，都气丸主之。有一家长幼患病悉类者，瘟疫呕也，宜求之本门。仲景谓呕而脉弱，小便复利，身有微热见厥者难治，以其虚寒之甚也。

◎发喘①

肺主气，肺气逆而上冲，冲而气急喝，喝而息数，张口抬肩，摇身滚肚，是为喘也。有表证而喘者，宜汗之，心腹必濡而不坚剧。顾水至停心下而喘者，五苓散。经以喘而出汗，脉促者，邪气内攻，葛根黄连黄芩汤利之。汗出而喘无大热者，

---

① 此篇参考自《医宗己任编》。

麻黄杏仁甘草石膏汤发之，此盖病与脉气未虚而喘亦微耳。一人季冬感冒，峻用寒剂，遂至大喘，脉浮软，重用生脉散乃定，乃烦热胸膈不利，上气喘促口干或咳者，加减泻白散。

凡热盛有痰，脉弦数而喘，小柴胡加知母、贝母、瓜蒌，胸满者加枳壳、桔梗，心下满加枳实、黄连，舌燥饮水而喘，加石膏、知母。

凡阳明内实，不大便、腹满、气短、发潮热而喘者，大柴胡加厚朴、杏仁。下后大喘，则为里气大虚，邪气传里也，葛根黄连黄芩汤。下后微喘则为里气上逆，邪不能传里，犹在表也，桂枝汤解表，厚朴、杏仁下逆气。

凡阴症①厥逆，脉沉细而微，气促而喘无汗者，宜四逆汤加五味、杏仁。凡虚人脉伏，手足逆冷，五味子汤。有病伤寒咳嗽，喉中声如鼾，与独参汤服二三斤病始痊。其脉豁大无伦，有病后气虚，不能接续，非喘也，乃短气也，方书用大剂生脉散佐二陈二母主之。然此乃急证，需大剂八味加人参两许方效。有气从脐下冲上，两尺脉洪盛或数者，属阴虚证，或兼见盗汗、潮热、咳嗽，大料左归加人参，或六味合生脉散，虚甚八味右归皆可用。若直视谵语汗出如油，喘而不休者死。

◎咳嗽②

内伤以咳嗽为重，伤寒以咳嗽为轻。盖风寒暑湿，先自皮毛而入，皮毛肺之合也，虽外邪欲入脏腑，必先从其合而咳

---

① 症：原文缺，据《医宗己任编》补入。
② 此篇及下篇均参考自《医宗己任编》"感症变病"。

也，肺主气，形寒饮冷则伤之，使气逆而不散，冲击咽膈，令喉中淫淫而痒，溜涨①如硬而咳也。

初起脉浮紧，头痛拘急，恶寒发热无汗者，冬月十神汤加减，余月芎苏饮加羌活，二方轻重得宜，非时之气皆可用。如火盛加凉药一二味，枯芩、知母、花粉、地骨之类；如胃热熏蒸其肺而咳者，合白虎汤，挟虚加人参或人参石膏②汤。

脉弦口苦发热而咳者，少阳经也，小柴胡去参、枣、生姜加北味、干姜主之。若发热中，胸烦满而咳者，加炒瓜蒌，若胸胁痞满，发热而咳者加枳实。

如下利呕渴，心烦不得眠而咳嗽者，猪苓汤。四肢厥逆，腹中痛，泄利下重而咳者，四逆散加北味、干姜。停饮与表寒相合者，小青龙汤。停饮与里寒相合者，真武汤去白芍，加细辛、干姜、五味，仲景谓四肢沉重疼痛，小便如常，大便自利而咳是也。手足逆冷，过于肘膝，脉沉细而咳者，阴证也，四逆汤加北味③。

有病伤寒咳嗽，喉中声如鮔，与独参汤，一服而鮔声除，至二三帖而咳嗽亦渐退，服一二斤病始痊。今人因尺寸脉大，不知分别有力无力，妄投泻剂，死者多矣，须知大是豁大无伦，真空虚阴亡之象，若有余，其大必牢。

---

① 溜涨：音［xī chāng］，指水貌。

② 石膏：原文为"石羔"，据《药典》订正。

③ 味：原文为"眛"，文意不符，据北五味订为"味"。

◎余热咳嗽

有伤寒汗不透，余热在胃，咳嗽不止，养血凉血，不止不效，每用六味饮必应，盖余热逼伤胃阴也。有挟虚感证，用参芪气分等药而愈，愈后渐干咳乃余邪为胃气鼓动欲出也，若作阴虚证，再投归脾、生脉等剂则重敛其火，渐伤阴分，而成弱者有之矣，宜凉血养血，顺其热势而导之，不可泥为补剂得力，之后寒凉伤中，畏而勿用也。

有阳明证，宜汗不得汗，渐见咳嗽吐痰者，此时取汗益不可得，只投清润之剂，如二母、二冬、花粉、地骨之类。寒热未止者，小柴胡为主，加入上药久久痰清嗽止，经络热邪即从此解，虽终不得汗亦有渐愈之理。西池何先生①曰，此论甚精，然在先过用温剂，以致遗热不清，先医病而后医药，亦可笑矣。

◎发颐

凡伤寒汗出不彻，邪热结耳后一寸二三分，或耳下俱肿硬者者②曰发颐，此为遗热成毒之所致也，宜速消散则可，若缓则成脓，又为害也。更有失于汗，中宫伏郁，热极发为臃肿者，须细番之，若漫不加意，懵然执伤寒之成以治，鲜有不溃败者。感证有二三日后，即发痛者，有一起即发者，治皆不外阳明一经，然初起亦有兼少阳者。有一种感证，被俗师混加汗

---

① 西池何先生：指何梦瑶。
② 者：疑衍。

下，以至诛伐太过，气血太伤，究竟所感之邪，郁而不泄，发为痈脓，此时急为补正，大剂参芪归术，熟地两许以救之，庶可起发收攻。若用翘皂芩连去生便远。

有肝肾大虚，发于至阴之处，道路遥远，必煎送大填大补，九予方效。否则迁延日久，拖成弱证，终不救也。有一种火实之人，所感又重，非大剂辛凉及重用石膏不可，甚者需加大黄。而医者过于小心，始则略为解散，至于三四日后，便用养阴之法，以致邪毒郁伏，发为痈脓，当急以清解透彻之药消之。若作骑墙之见，兼用固本等，则热邪为润剂粘滞不得透达，必成大害矣。慎之！

遗毒发颐，用槐花四五两，微炒黄，乘热入酒二盅，煎十余沸，去渣热服，未成者二三服，已成者一二服，胃弱忌之。又法用忍冬藤四五两，甘草节一两，先用水二碗煎至一碗，再入酒煎十余沸，去渣饮之，渣敷患处，初起连翘败毒散消之，已成用内托消毒散活之。

◎胸胁腹满①

凡邪自表传里，必先入胸膈，以次渐从胁肋而后入胃，邪气入胃，乃为入腑，是以胸满者犹属表症，胁满则半表半里也。大抵胸胁满者以邪气初入，里气郁不行，所以生满，尚未停聚为实，但从和解，以小柴胡之属则愈矣。若果实邪在上，留滞不散，乃可吐之，在仲景用栀子豉汤或瓜蒂散之属。栀子

---

① 此段参考自《景岳全书》"胸胁腹满"。原文为"钩胁腹满"，据文意改。

豉汤可吐客热，瓜蒂散可吐实痰，或一时药有未便，即以和解之药探而吐之可也。至于腹满，即为入腑，但满而未甚，犹未全入腑，不可攻也。更当分其虚实，不减者为实，当下之，时减者为虚，当温之。大抵腹满之症，本属太①阴，若是阳邪，必咽干、烦热、脉实有力②，若是阴邪则必腹满、吐食、畏寒、自利、脉息无神，可以辨之而施清补也。

◎腹痛

伤寒腹痛，有属燥屎者，有宿食者，有蓄血者，皆用寒凉药下之。但腹痛甚，将凉水一盏与饮，饮后痛减属热，用寒凉药清之；若饮后加痛者，属寒，用温药和之。和之不已，而或四肢厥冷、呕吐泻利者，急用热药救之，但须详脉之有力无力，方为良法。

◎头汗③

头汗之症有二，一为邪热上壅，一为阳气内脱也。盖头为诸阳之会，凡伤寒遍身得汗，谓之热越。若身无汗则热不得越，而上蒸阳分，故但头汗出也。治热蒸者，可清可散，甚者可下，热去则病愈矣。至若气脱一证，多似妄下伤阴，或克

---

① 太：原文为"大"，文意不符，据《景岳全书》订为"太"。
② 力：原文为"九"，文意不符，据《景岳全书》订为"力"。
③ 此篇参考自《景岳全书》"头汗"、《医方集解》"发表之剂"、《伤寒六书》。

伐太过，或泄泻不止，以至阴竭于下，阳脱于上，水道不通而上见头汗，则大危矣。速用独参汤、大补元煎、回阳等汤急救之，或可保全。

陶节庵云：有蓄血而头汗者，有热入血室而头汗者，有发黄而头汗者，有水结胸下而头汗者，各依本症治之。若湿家误下，额上汗出微喘，小便不利者死，下利不止者亦死。

至于无汗一证，风暑湿皆令有汗，唯寒邪独无汗。以寒主收敛而闭其皮毛也，解表汗出自愈。若脉无力，难作汗者血虚也，黄芪建中加白术附子汤。刚痓无汗，自有本条，又当汗之，症与麻黄三四帖而汗不出者，大凶也。

又云自汗者，以卫为邪干，不能固密也，有表里虚实之分。若汗后恶风寒，为表虚自汗黄芪建中汤。自汗不恶风寒，为里实，承气汤下之。若小便利而自汗，津液少也，急下之。自汗而渴，小便难者，五苓散利之。若汗出如油，而加喘不休者死也。

又云手足汗者，手足乃诸阳之本，热聚于胃而津液旁达于四肢也，亦有寒热之分。蕴热则有燥屎、谵语、手足汗出者，大承气汤下之。挟虚则水谷不分，手足汗出者，理中汤温之，至于盗汗，则胆有热专主小柴胡汤当矣。

◎热入血室①

血室者，即冲任血海也，男女均有此血气，亦均有此冲任。得热血即妄行，在男子则下血、谵语，因邪热传入正阳

---

① 此篇参考自《伤寒六书》。

明腑，在妇人则为经水适断，如疟，以邪随经入，小柴胡主之。脉迟身凉，而证如结胸者，当刺期门，又经水适来，昼日了了，暮则谵语，如见鬼状，皆为热入血室，无犯胃气，及中上二焦，必自愈。节庵谓：经止则热亦去，不可汗下药犯其胃气，及上中二焦也。

◎ 动气①

动气者，脏气不调，筑筑然跳动，随脏②所主而形见于脐之上下左右也。其人先有痞气，而后感于寒，医者不知妄用汗下，至动其气，故曰动气。论曰：诸动气者，不可发汗，亦不可下，但言其禁，而不言其治。独于霍乱条中曰：脐上筑者，肾气动也，用理中丸去白术加桂四两治之。此其意在脾肾，概可知也。故欲治此者，宜直救真阴以培根本，使气有所归而自愈矣。

◎ 筋惕肉瞤③

筋惕肉瞤，皆因发汗攻表太过，邪热未解，血气虚夺，筋肉失所养而致。或不因此，由于素禀血少，邪热搏于血脉之中，火性动惕故也。如伤寒不经发汗七八日，筋脉动惕，潮热往来犹甚，其肉不瞤或瞤，大便秘结不行，小便赤涩，以手按

---

① 此篇参考自《伤寒六书》"动气篇"。
② 脏：原文缺，据《伤寒六书》"动气篇"补入。
③ 此篇参考自《医宗己任编》"十味温胆汤条"。

脐旁硬疼，此有燥屎也，加味大柴胡汤下之。如伤寒十余日，曾三四次发汗过多，遂变肉瞤身摇动，筋脉动惕，此汗多气血俱虚故也，真武汤主之，加味人参养荣汤亦妙。如汗后虚寒不得眠，筋惕肉瞤，内有热，用加味温胆汤也。

◎循衣摸床①

循衣、摸床、撮空多是大虚之候，乃精神耗散，不能主持也。不问伤寒杂症，以大剂补之，多有生者。论云：循衣摸床，惕而不安，微喘直视，脉弦者生，涩者死。此乃以脉之弦涩而辨胃气之存亡也。缘脉弦迢迢而长，知其胃气尚在也，故以大承汤下之而愈，然亦极危矣，必脉实症实方可攻之，下后即宜大补。

节庵云：有人患叉手冒胸，寻衣摸床谵语，昏沉，不省人事，误用风药必死，不知肝热乘于肺金，元气虚，不能自主持，名曰撮空证，小便利者可治，小便不利者难治，升阳散火汤主之。

◎似疟②

似疟者，作止有时。一如疟，非若寒热往来之无定，有日至三四发，甚至于十余发也。节庵云：太阳证似疟，脉浮桂枝汤，不呕便清，一日二三发，属厥阴，脉浮缓，囊不缩，为自

---

① 此篇参考自《医宗己任编》"加味温胆汤条"。
② 此篇参考自《伤寒六书》"似疟"。

愈。如脉不浮，及面赤色有热者，以其不能得汗，身必痒，麻桂各半汤。阳明证，似疟、烦热、汗出、日晡潮热，脉虚桂枝汤，脉实承气汤。热入血室如疟者小柴胡汤。热多寒少，尺脉迟者建中汤，候尺脉不迟，小柴胡汤和之。湿疟脉和平，无寒但热，骨节烦痛时呕，白虎汤加桂；渴者小柴胡汤加花粉各不同也。

◎狐惑①

狐惑，犹豫②不决，皆虫证也。盖腹中有热，食入无多，肠胃空而三虫求食，食入之脏也，其候四肢沉重，恶闻食气，默默欲眠，目不能闭，舌白齿晦，面目间赤白黑色，变易无常。虫食下部为狐，下唇有疮，其咽干。虫食脏为惑，上唇有疮，其声哑。二者通用黄连犀角地黄汤加桃仁、雄黄锐散，无阳者金液丹。厥阴为病，消渴，气上冲心，饥不欲食，食则吐蛔，曰胃寒，复有消渴之症，热在上焦，而中下焦则但寒而无热，又有大便实证，并用理中汤加大黄，入蜜少许微利之。

◎百合③

百合者，百脉一宗，举皆受病，无复经络传次也。大病、虚劳之后，脏腑不平，变成此证。其脏似寒不寒，似热不热，

① 本篇参考自《伤寒六书》"狐惑"。
② 犹豫：原文为"犹预"，据《伤寒六书》订正。
③ 此篇参考自《伤寒六书》"百合病"。

欲食不食，欲卧不卧，欲行不行，口苦便赤，食入即吐利也，其脉微数。每屎则头痛，六十日愈；不头痛，但晰晰然恶寒者，四十日愈。若尿则快然，但头眩者，二十日愈。百合知母汤、百合地黄汤、滑石代赭汤、鸡子汤、百合汤选用。

◎阴阳易①

易者，换易之易，以其邪毒之气，交相换易也。男病新瘥，妇与之交而妇病，妇病新瘥，男与之交而男病，谓之阴阳易。其候身重气乏，小便绞痛，头不能举，足不能移，四肢拘急，百节解散，眼中生花，热气冲胸。在男则阴肿入小腹攻刺，女则里急连腰胯重，引腹内痛。若手足拳挛，其脉离经者不治，曾见舌出数寸而死者矣，宜逍遥汤主之，成烧裙散②、猥鼠屎汤、竹皮汤、干姜汤、青竹茹汤、当归白术汤俱可。

节庵之说如此，但此症少见且于理恐未必然，姑录之以为验。

◎瘛疭③

瘛则急缩，疭则缓纵，热极生风，风主乎动，故筋脉相引而伸缩。伤寒至于瘛疭，可谓危矣。能以祛风荡热之剂，减其大势，间有生者，治法与痉同。

---

① 本篇参考自《伤寒六书》"阴阳易"。
② 烧裙散：即烧裈散，出自《伤寒论》，主治阴阳易。
③ 此篇参考自《伤寒六书》"瘛"。

◎ 直中阴经①

凡病初起，无头痛身热，但畏寒厥冷，腹痛呕吐，泻利不渴，蜷卧沉重，战栗，脉沉细，此为直中阴经。真寒证，不自阳经传来，当用热药温之，如寒极而手足厥冷，过乎胁膝，名曰厥阴。又有外感寒邪，内伤生冷，内既伏阴，内外皆寒。或本真阴证，误投凉药，使阴气独盛，阳气暴绝，以致病起手足厥冷，腰背强重，头眼眶痛，呕吐烦闷，下利腹痛，身如被杖，六脉沉细，汤饮不下，已候毒气渐深，入腹攻痛，咽喉不利，腹痛转甚，心下胀满，结硬如石，燥渴欲死，冷汗不止，或时郑声，指甲面色青黑，此名阴毒，速灸开元②、气海，须服大热之剂温之，令阳气复而大汗解矣。

若见舌卷囊缩者不治，又有身微热烦躁，面赤戴阳，欲坐卧于泥水井中，脉来沉细无力，此阴证发燥，名曰阴燥，当用辛热之药温之，误用凉药，其燥急渴甚必死。又身冷，脉沉细而疾，虽烦躁，不欲倾水入口，此名阴盛格阳证，亦用大热药温之，如见厥冷下利者不治。

以上阴证，人皆可晓，及至反常则人不能别。陶节庵云：凡发热，面赤，烦躁，揭去衣被，唇口赤裂，言语善恶，不避亲疏，虚狂假狂，饮冷，脉大者，人皆不识，认作阳证，殊不知是阴证，误投凉药，其死多矣。盖阴证不分热与不热，凭脉下药，至为切当，不问脉之浮沉大小，但指下无力，重按

---

① 此篇参考自《伤寒六书》"一提金贯珠数"、《景岳全书》"阳证阴证辩"、《医宗己任编》"四明心法""西塘感症"。

② 开元：《伤寒六书》为关元穴。

全无，便是阴证，不可以凉药，急以五积散通解表里之寒，甚者必须加姜附以温之，此诚出入之见也。更有微者，大都似阳非阳之证，不独外热烦躁、微渴、戴阳之类，乃为阴证。但见其人元气不足，气虚于中，虽有外热，即假热耳，故凡脉来微弱无力，虽传经热邪，亦非阳证，设用清凉，则中气败而邪愈炽，其能生乎？阴证难识，阳中之阴证尤难识也。上有虚邪论，治所当参阅。

高鼓峰云：有一种色欲过度，腠理疏豁，寒邪乘虚而入于三阴之经，名曰阴证，乃初起不见热证，暴病也。所谓直入阴经者，乃心脾肺肝肾之经也，受肃杀严寒之气，由肌肉间之经络，直逼脏中，或心或肝或脾肺肾，生气被伤，不得通达，便成阴证。此时急以热药依经通之，渐渐温热，使脏中热气得通于肌肉间之经络也。须以理中、四逆、真武等汤，辨证治之。

有一种阴证，直入肾少阴之经，欲事后感寒，或多欲阳虚，寒从虚入，脐腹绞痛，手足青紫厥逆，脉微欲绝，急煎附子理中汤与之。外用葱一束，如茶盏口大，紧，切一指厚一段，置脐上以熨斗火熨之，热气透入，逼邪外出为佳。西池何先生曰，色欲过度，不独精血亏而气亦泄，观交后喘乏汗出可见矣。

又有一种戴阳证，两颧浅红，红必游移无定，或烦躁发狂，欲坐卧泥水中，渴欲饮水，复不能饮，大便自利，或秘结，小便清白，或淡黄，咽喉或痛或不痛，脉沉迟微细，肌表虽热，重按则不热，甚者其冷透手，此阴盛格阳也。

又有面红烦躁，遍舌生疮生刺，舌敛缩如荔枝状，或痰涎涌盛喘急，小便频数，口干引饮，两唇焦烈，喉间有火烟上攻，两足心如烙，脉洪大而数无伦，按之微弱，若服过凉药激之有力，亦有不因服过凉药而按之有力者，扪其身烙手，此肾虚火不归经。《素问》所谓脉从病反者，俱用十全大补汤吞八味丸，或大剂八味饮合生脉散，人参、熟地可至①二三两，附子可用至三五钱，若作白虎证治立死，脉从病反者，脉与证皆阳而病实阴寒也。

◎ 传经热证②

凡伤寒初起头痛，发热，恶寒，已后渐传入里，头痛恶寒皆除，而反怕热，发渴，谵语或潮热自汗，大便不通，或揭去衣被，或扬手掷足，或发斑黄狂乱，此为阳经自表传入阴经之热证，俱当攻里下之，或当下失下，而变出手足乍冷乍温者，即阳证似阴，名曰阳极发厥。急当下之，又有失于汗下，或本阳证，误投热药，使热毒入深，阳气独盛，阴气暴绝，以致登高而歌，弃衣而走，詈骂叫喊，燥渴欲死，面赤眼红，身热斑黄，或下利赤黄，六脉洪大，名阳毒发斑证，用酸苦之药，令阴气复而大汗解矣。如大便实者，又当大寒药下之。

◎ 宿疾

宿疾者，未感于寒之先，已有他疾是也。如淋家，发汗则便血。疮家，发汗则痉。衄家，发汗则直视不能眩。亡血家，

① 至：原文为"致"，音近而讹。
② 此篇参考自《伤寒六书》"一提金贯珠数"、《医宗己任编》"四明心法"。

发汗则寒栗。汗家，发汗则恍惚，及胁下有痞而成脏结，与诸动气之属。病家既不明告，医家又不问及，往往变成逆证，不可不审也。

◎坏症

已经汗、吐、下、温针不解，谓之坏证。治法多端，无一定可拟。与过经不解，原自不同。过经不解者，连三阴俱已传过，故其治但在表里，差多差少，宜先宜后之间。若坏证，则在三阳未入于阴，故其治但在阳经。其证，有结胸，下利，眩冒，震惕，惊悸，谵语，呕哕，烦躁之不同，其脉则有弦、促、细、数、紧、滑、沉、微、涩、弱、结、代之不同，故必辨其脉证，犯何逆，然后得以法治其逆也。

仲景曰：太阳病三日，已发汗，若吐若下若温针仍不解，此为坏证，桂枝不中与也，观其脉证，知犯何逆，随证治之。

此太阳经治坏病也，相传过经二三十日不痊者，为坏病，此大误也。仲景止说三日，即五六日亦说到，故谓桂枝偏表之法不可用。观下少阳坏证，有柴胡证罢，则知此为桂枝证罢，故不可复用也。又岂有桂枝证尚在，而得指为坏病哉。故必察其脉为何脉，为何证，从前所误，今犯何逆，然后随其证而治，始为当耳。

又曰本太阳病不解，传入少阳者，胁下硬满，干呕不能食，往来寒热，尚未吐下脉沉紧者与小柴胡汤，若已发汗吐下温针，谵语，柴胡汤证罢。此未坏病，知犯何逆，以法治之。此少阳经之坏证也。上条云，桂枝不中与，则其所犯，要不离太阳一经之误吐、误下、误发汗、误烧针之诸逆也。此云柴胡不中与，则其所犯要不离少阳一经之误吐、误下、误发汗、误温针之诸逆也。后人拟议何逆何治，见为创获。阳明独不载坏病者，以阳明原有可汗可下之条，不为大逆，即使屡误其病，亦止在胃中，原有定法可施，与坏病之无定法有别，故不载耳。

高鼓峰云：如经发表多者，用逍遥加熟地。若发热至八九日外，舌黑，脉洪数无伦，已成败证者，竟用人参一两、熟地一二两救之，甚者加煨姜三片。如经攻里多者，轻则以四君子加归芍，或补中益气大剂与之，甚者，竟用人参一两，附子三钱，煨姜三片，以发其汗，然后用四君归芍调理。又病人素虚，又发表攻里之未当，六七日后面黑，大喘，舌卷，直视，谵语，舌滑而苔，脉软无力，按之空虚者，以独参汤一两与之，次用大剂疏肝益肾汤，大汗出而解。如舌黑唇焦，大渴引饮，或兼大便溏泄，小便不利者，此必攻伐寒凉过多也，左归饮加归芍救之，如遇粗工发表攻里过多，当真阴耗竭，燥结不出，将成败证者，一味养气补血，宿物自下。

◎发斑①

发斑之证，势有重轻。轻者细如蚊迹，重者成片成粒。轻者只在四肢，重者见于胸腹。轻者色淡而隐，重者色赤而显。要知赤斑，半死半生，黑斑九死一生。若见青蓝色者，不治，针头稠密者凶，促自汗者死。有伤寒发斑，有时气发斑，有阳

---

① 此篇参考自《景岳全书》"发斑"、《证治汇补》"斑疹"。

毒发斑，有温毒发斑，或因热邪在表，不当下而下之，乘虚入胃，或热邪在里，胃热不泄，皆能发之。初起必有头痛，身热。表证，先宜辛凉彻其表，后用寒凉清其中。

治斑之法，须察表里，如温疫不解，热入血室，舌焦烦热者，犀角地黄汤。内外俱热，阳明狂躁，大渴者，白虎汤或加人参。阳毒赤斑，狂言见血者，阳毒升麻汤。疫疠大热而躁者，三黄石膏汤。火郁于经，寒邪不解，脉仍滑数者，宜柴胡饮。阳明外邪，阳毒不解者，升麻汤。温热毒盛咽痛者，元参升麻汤。阴证，发斑稀少而淡红，不似阳斑之红显，因肾气太虚，阴盛于下，迫其无根之火，聚于胸中，上熏肺分而为斑，大建中汤。

◎阴阳厥[①]

厥有阴阳。阳厥者，热厥也。其先自三阳传入阴分，由浅入深，及于三阴，变为四肢逆冷，或时乍温，便结烦躁，谵语发渴，不恶寒反恶热，脉沉有力，此由邪热内结，阳极似阴者也。轻者宜四逆散，重者宜承气汤下之。至于阴厥，初无传经实邪等证，真寒直入三阴，则畏寒、厥冷、腹痛、吐泻、战栗不渴，脉沉无力者，此阴寒厥逆，独阴无阳者也。轻者理中汤，重者四逆汤，或回阳等汤主之。

按：厥证之辨不必执泥，如真寒直中三阴之寒厥易辨，即邪自三阳传入三阴而变为阴厥者，盖亦有之。总之证实脉实

---

① 此篇参考自《景岳全书》"阴厥阳厥"。

者，为阳厥，若证见虚寒而脉沉无力者，为阴厥，不必拘于传经直中也。脏厥证，仲景曰：伤寒脉微而厥，至七八日肤冷其人躁无暂时安者，此为脏厥，脏厥者死，阳气绝也。

第二部分 《脉如》正文校注

省志本传

　　郭治，字元峰，南海①附贡生②，精于医术。清远县③男子患水肿，曰非药水蒸之不可，令以绵被裹肩及踵，置巨镬④中，窍其盖而见首，炽薪焉，汗透重绵，掀之下，肿顿消。有友人伪为病者试之，餐而待于门，望其至，则疾趋入，触而踣⑤，或促之床，延视之，惊曰："五中既乱，疾不可为矣。"皆笑。翌日⑥，竟死。同时有崔七者，治病亦多奇效，闻其名，不信，匿⑦童男女于帏⑧，更迭其手而使诊之。既不予方。问其故，曰："阴阳已乱，尚可治耶？"崔服其明，遂定交。公著有《脉如》《伤寒论》《药性别》《医约》各一卷，惟《脉如》《伤寒论》见存云。

---

① 南海：地处珠江三角洲腹地，曾是广东首县，今为广东佛山南海区。
② 附贡生：清代科举取士，在乡试中备取的列入副榜，得入太学肄业，称为副贡。清代梁章钜《称谓录·副榜》："会典乡试中式举人，副于正榜曰副贡生。"
③ 清远县：位于珠江三角洲北部，今为广东省地级市清远市。
④ 巨镬［huò］：大锅。
⑤ 踣［bó］：向前扑倒。
⑥ 翌日：次日。
⑦ 匿：隐藏。
⑧ 帏：帐子、幔幕。

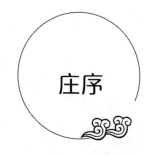

庄序

　　南海之大桐朝山乡，得西樵①诸峰灵洲之气，中多善人焉。乾隆壬戌②，余幸捷南宫③，历翰苑④，出道冀宁⑤。官政余，间念及吾粤文学道艺诸闻人。客有自吾乡来者，谈论之下，间及医家，必艳称兼水君⑥。余心羡之，犹未悉其为人也。丙子⑦冬，余丁⑧先继慈⑨艰还里，己卯⑩染奇病，延粤中诸名医，多未奏效。最后得茂才⑪郭子元峰，引手一诊，洞见病源，饮太和春⑫，未几爽健如平昔。余奇之，意其必有异授，及叩其渊源，

---

① 西樵：指西樵山，位于佛山南海区。

② 乾隆壬戌：公元1742年。

③ 南宫：南宫指礼部会试，即进士考试。捷南宫即为中进士。

④ 翰苑：指文翰荟萃之处，又是翰林院的别称。此处指入翰林为官。

⑤ 出道冀宁：出任山西省冀宁道道员一职，品阶为正四品。

⑥ 兼水君：郭元峰之父，以医术精湛闻名于乡邑之间。

⑦ 丙子：公元1756年。

⑧ 丁：丁忧，或丁艰，清代在任官吏在父母离世后当离任居家守墓，具有一定强制性。

⑨ 继慈：子女对父亲续娶的正妻的称谓。礼节上要求子女当如亲生母亲一样侍奉，不能怠慢。

⑩ 己卯：公元1759年。"己"原作"巳"，误。

⑪ 茂才：明清时期入府州县学的生员称秀才，也沿称茂才。

⑫ 饮太和春："太和春"为酒名，此喻良药。"太和"有"太平"之意，"春"暗喻"回春"。

乃知其为兼水君之令嗣①也。因笑谓郭子曰："若翁以良相之业望子，而子乃先精良医之术软！"于是日相往来，谈笑惟呼。时或出其所著《脉论》相示，其卓识伟论，突过前人。准此以思，郭子之好学多闻、庭训谆切、开导后人者，亦概可见矣。因弁②数语于其简端，敦劝剞劂③，以惠来者。

赐进士出身

诰授④

中宪大夫⑤，前任山西冀宁道⑥，辖太汾潞泽四府、辽沁二州，兼管通省驿传事，加六级，又军功加一级。

翰林院编修⑦年家眷⑧侍生⑨庄有信⑩顿首拜书

---

① 令嗣：才德美好的儿子，用为称对方儿子的敬辞。

② 弁：原意为尊贵的头冠，此处引申为冠首的文字，即为序言。

③ 剞 [jī] 劂 [jué]：雕版、刻印。

④ 诰授：朝廷用诰命授予封号。

⑤ 中宪大夫：文官名，清正四品，是虚职，有官衔品级，有俸禄，但没有具体职权。

⑥ 山西冀宁道：道台衙门驻地为阳曲（今太原市区）。冀宁道，曾辖四府（太原、汾州、潞安、泽州）及辽州、沁州等3个直隶州，管辖共计44个县。

⑦ 翰林院编修：清代官职名，主要职责是诰敕起草、史书纂修、经筵侍讲。

⑧ 年家眷：一般是用在交情不深的人之间的客套称呼。

⑨ 侍生：明清两代官场中后辈对前辈的自称，清代翰林后一科入馆者，均自称侍生。

⑩ 庄有信：字任可，祖籍福建，后随父迁居广州番禺，由鹤山学举乾隆六年（1741年）乡试，翌年中进士，改庶吉士，授编修。

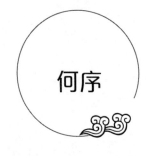

何序

　　予友郭子元峰，本邑名诸生①，能医，尊刘朱②，与余议合。其尊人③兼水公，儒者也，精于医，求治者无虚日，取疗辄奇中。元峰之学盖得之庭训云。《记》④称："医不三世，不服其药。"而仲景又以专承家技为讥，知医非儒不可世，而元峰足为该法，见矣！览其所为脉论，又尊信刘朱，与近日宗张景岳⑤者，明昧有别。吾欲取以为法，因以辞弁其首曰："热药之烈昆冈焚，神焦鬼烂无逃门。谁辨紫朱判玉珉⑥？众盲相引昭皆昏。为我地下剧⑦厥根，无令渠魁腾狂言，治其胁从徒纷烦。"

　　　　　乾隆戊午⑧年重阳前五日，年家眷世弟何梦瑶⑨书

----

①　诸生：古代经考试录取而进入中央、府、州、县各级学校，包括太学学习的生员。生员有增生、附生、廪生、例生等，统称诸生。

②　刘朱：指金元四大家中的刘完素和朱丹溪。

③　尊人：对他人或自己父母的敬称。

④　《记》：指《礼记》。"医不三世，不服其药"出自《礼记·曲礼》。

⑤　张景岳：明代医家，号通一子，著有《景岳全书》传世。

⑥　珉［mín］：似玉而非玉的石头。

⑦　剧：疑当作"锯"。

⑧　乾隆戊午：公元1738年。

⑨　何梦瑶：清代岭南医家（1693—1764年），字西池，著有《医碥》《伤寒论近言》等书传世。

麟标序

　　族伯元峰讳①治，其先②冠崖讳标者，以廪贡③司铎④粤西，历署武宣县及柳州、象州知州⑤，卓有政声。自冠崖伯祖而下六传，皆补邑博士弟子员⑥，世其书香不绝。至族伯，生而警异⑦，读书过目辄不忘。壮岁为邑名诸生，其为文熔经铸史，气象峥嵘，识学过人远甚。顾家本清白⑧，食指日繁⑨，因舍而业医。其医率以意治，而不戾⑩于古。族长尝为余言，前辈庄公有信患郁热病，诸医以公官途鞅掌，积劳成疾，率投补剂，罔效。后延伯治，令服西瓜莳荠汤，公佯许之而不服。翼⑪日，伯询知，因书补方授公，而阴嘱其家人以前汤进，病脱然去。公奇之，遂定交焉。一富家子病狂，百治不效，伯令其家多鸣

---

① 讳：即名讳，旧指尊长或所尊敬之人的名字，又生前曰名，死后曰讳。
② 先：先人。
③ 廪贡：指府、州、县的廪生被选拔为贡生。
④ 司铎：谓掌管文教。
⑤ 知州：州长官，为古代官职，在清代责同知府或知县。
⑥ 博士弟子员：明清时期府学生员。
⑦ 警异：机敏不凡。
⑧ 清白：原指品性高洁，此处当有清贫之意。
⑨ 食指日繁：古代以手指喻人口，指家庭人口日渐增多。
⑩ 戾：违背、违反。
⑪ 翼：通"翌"，翌日即明日。

金鼓以震之，病遂瘳。厅事前有龙眼一株，婆娑可爱，暇日与诸亲友剧谈其下，有难产者，苍黄①延之治，叶适陨于庭，伯检②以授之曰："煎此饮，产下矣。"既而果然。人来谢，伯笑谓之曰："吾树即杏林也。"同坐者询其故，伯曰："熟则自落，理有固然。其方自在书中，诸君未之览矣。"因令抽所藏书，某卷某篇，曰之无差者，其博闻强记类如此。著有《脉如》《伤寒论》《药性别》《医约》③四种，其后嫡孙敬辉、从侄鏸开、从侄孙悦千、翰千皆以医行于世。戚友以其术济人者亦不少云。道光辛己④有省志之刻，曾子勉士⑤访其轶事于余，余撮拾旧闻以告，补入方技中，兹故不赘。今春，戚友谋剞其书，因复得《药性别》于傅甫应可，得《医约》于潘孝廉宜佳，汇为一编，以公诸世。噫，伯之书分散于亲友而卒能传之，其亲友之力欤？抑伯之书自足传欤！予不知医，姑胪举⑥梗概以俟知者。

道光丁亥⑦初夏，族侄⑧帜城氏麟标⑨序。

---

① 苍黄：同"仓皇"。

② 检：同"捡"。

③ 《药性别》《医约》：此两部著作未见。

④ 道光辛己：公元1821年。

⑤ 曾子勉士：曾钊（？—1854年），字敏修，又字勉士，南海人。清道光五年（1825年）拔贡生，任合浦学教谕，调钦州学正。

⑥ 胪举：列举。

⑦ 道光丁亥：公元1827年。

⑧ 族侄：同高祖从兄弟之子。

⑨ 帜城氏麟标：为郭元峰同族晚辈，刊印《脉如》。

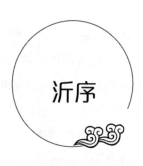

沂序

　　良相良医，昔贤并重，以相操救世之权，医擅救人之术也。古之良医，聆音察色，洞视五脏，则其治疾也，有剖胸决脾、洗濯胃肾之变。苟无其术，不敢行其事，故苏文忠①有言："华陀②不世出，天下未尝废医；萧何③不世出，天下未尝废治。"旨哉斯言，此后世《脉诀》④诸书所由传。顾或谓"医者，意也，智也"，其执脉书以言医者，比诸赵括⑤谈兵。充是说也，将有废书以自任其私见者，是犹未能视脉而欲试华陀之术，其异于操刀而杀人者几希矣！夫泥书固不可以言医，而无书亦岂可以言医？且非博极群书，以意也智也融而化之，更不可以言医。吾邑元峰郭先生，名医也，凡所治者无不立瘥，神明变化，震之者拟诸元化复出云。所辑注有《脉如》、伤寒、医案各书，举《素问》《灵枢》《难经》以及历代著述，皆撮

---

① 苏文忠：即宋代词人苏轼。

② 华陀：一作华佗（约公元145年—公元208年），名旉，字元化，汉末沛国谯（今安徽亳州）人，东汉末医学家，与董奉、张仲景并称为"建安三神医"。

③ 萧何：西汉开国功臣、政治家，"汉初三杰"之一。

④ 《脉诀》：宋代崔嘉彦撰，又名《崔氏脉诀》《崔真人脉诀》《紫虚脉诀》，一卷，撰年不详。

⑤ 赵括：战国时期赵国人，其熟读兵书，但缺乏战场经验，不懂得灵活应变。

其要，钩其元，类而析之，条而贯之，择精语详，补叔和①之略，刊高阳②之谬，以羽翼长沙③至论。一脉必备列其疑似症治，使学者了于目，了于心，传习尤易，视《濒湖脉学》④可并美焉。然后知先生识之精，实由其学之博，洞乎脉之理，契乎脉之神，所谓以意智化乎书，用书而不为书用者也。虽然，先生以名儒通于医，其学殖之富，岂区区于是？然即其见于是者，已阐古人之奥，开后学之蒙，讵可秘于枕中哉？同年⑤郭君帜城因付诸剞劂，予亦弁数语于简端，以志向往之诚云。若夫是书一出，读之者由博得精，普救困厄，挽跻仁寿，直谓先生在可也，谓元化在可也，谓由良医以几⑥良相，苏文忠之言长在，亦无不可也。是为序。

道光丁亥年愚侄洗沂顿首拜撰

---

① 叔和：王叔和，西晋医学家，著《脉经》传世。
② 高阳：指高阳生，六朝时人，著《脉诀歌括》，托为王叔和著。
③ 长沙：即张仲景，汉代医家，著《伤寒杂病论》传世。
④ 《濒湖脉学》：作者为明代李时珍，脉学重要著作之一。
⑤ 同年：科举时代称同榜或同一年考中者。
⑥ 几：接近，达到。

脉如序

　　昔人合四诊以察病，今则擅一切①为神奇，岂古愚而今智哉？下三指于寸口，识二竖於膏肓，戛戛乎难矣②！治生今之世，为今之人，先诊视以从时，列四诊以法古，疑似真假之间，慎毋糊糊涂涂，致令虚虚实实也。注《脉如》。

乾隆十八年③秋八月谷旦④南海郭治元峰氏
于凤城⑤之兼善堂谨识

---

① 切：指切脉。

② 戛戛乎难矣：形容困难、费力。

③ 乾隆十八年：公元1753年。

④ 谷旦：意为良辰，晴朗美好的日子，旧时常用为吉日的代称。

⑤ 凤城：即为广东佛山凤城。

《脉如》卷之上

◎脉论

脉者，血之府，精气之源，神之用，水谷为宗。盖脉不自行，随五脏元真变化于经隧①之间，显见于气口阴阳之蕴也。自轩岐以下，《难经》②、仲景始约言其要，迨晋王叔和以脉鸣时，撰有《脉经》③，可谓周详明切④矣。乃后之妄男子高阳生复创七表八里九道之名，集为《脉诀》，妄立图形。夫脉从心解，其可以形得耶？大乖经旨。俗医习诵，以为权舆，讹承惑固，至今罔觉，于是《脉诀》行而《脉经》隐，至《内经》诊候、越人《难经》、仲景脉法，则益沦没不彰矣！宋庞安常⑤始

---

① 隧：原作"隊"，参《轩岐救正论》改，下同。
② 《难经》：原名《黄帝八十一难经》，传说为战国时期秦越人（扁鹊）所作。
③ 《脉经》：西晋王叔和撰于公元3世纪，是中国现存最早的脉学专著。
④ 周详明切：《轩岐救正论》作"周备详切"。
⑤ 庞安常：宋代医家，著《伤寒总病论》。

得经旨，而有人迎、气口之分，西山戴同父①复著《刊误》，亦辟其非。崔紫虚②之《四言脉法》③、滑伯仁④之《诊家枢要》、李言闻⑤之《四诊发明》立论元⑥奥，李濒湖之《脉学》《奇经》解释精详，皆有功于后学，允为当世之指南者也。医而知此，何病不瘳？故脉不明则无以别证，证不别则无以施治，脉其可以不辨乎？

夫曰浮，曰沉，曰迟，曰数，曰滑，曰涩，曰虚，曰实，曰长，曰短，曰洪，曰细，曰弦，曰紧，曰芤，曰濡，曰微，曰弱，曰伏，曰动，曰促，曰结，曰牢，曰革，曰缓，曰散，曰代，曰疾⑦，此二十八脉者，乃脉之大纲也。逐节解悟，固无难悉。而滑伯仁谓"提纲之要，不出浮沉迟数滑涩"，似乎太简，尤须察其阴阳乘伏、五行生克者，上下去来至止者，有部位不容混淆者⑧，有彼此相类者，有疑似难辨者，有真假相混者，有有胃气、无胃气、胃气少之辨⑨者，有从四时、反四时者，有与证相反相合者，有一病而兼见数脉者，有杂投

---

① 戴同父：元代医家，著《脉诀刊误》。
② 崔紫虚：南宋医家，名嘉彦，字子虚，著有《崔氏脉诀》。
③ 《四言脉法》：又称《紫虚脉诀》《崔真人脉诀》，本书中简称为《脉诀》。
④ 滑伯仁：元代医家，名寿，字伯仁，晚号撄宁生，相传著有《十四经发挥》《诊家枢要》。
⑤ 李言闻：明代医家，字子郁，号月池，湖北蕲州人，李时珍之父。
⑥ 元：《轩岐救正论》作"玄"，此处避康熙讳改作"元"。
⑦ 曰疾：《轩岐救正论》无此二字，后为"二十七脉"。
⑧ 有部……淆者：此句《轩岐救正论》为"有部位不容颠倒者，有至数不容混淆者"。
⑨ 辨：《轩岐救正论》作"殊"。

舛剂①致脏气不定脉随变幻者，有确守良药证无进退脉不转移者，有人病而脉不病、脉病而人不病者，有脉不转移而良剂稍辍便见虚陷者，有老少衰旺之不同者，有新病久病之宜忌者，有寿夭吉凶预定者，有纯阴纯阳之偏禀者，有形体之相反相应者，有合问闻望而兼诊者，有僧尼、寡妇、室女、童男之异常人者，有贫贱、富贵、正人、奸人六气七情之各殊者，有无脉者，又有真脏脉、奇经脉、太素脉、天和脉、四塞脉、六甲脉、六气脉、人迎脉、关格脉、妊娠脉、五逆六绝七独脉，皆应详辨精确，服膺弗失，一遇诊按，吉凶生死，了了指下矣。庶神而明乎！

先哲②有云：余念古良医治疾，未有不先诊脉，自轩岐已然。辨人鬼，别男女，特其粗耳。微茫呼吸之间，而生死系焉。如济北才人③，颜色不变，而在死法，其脉病也。吁！是固神于脉矣。然脉特四诊之一也，独恨近代授受匪真，偏遵《脉诀》，致令治疾乖讹，而倡明斯道，实乏其人，即有明良辈出，不免调高寡和，行高谤多。愚以为医不明脉固无以治病，而不明真假疑似之脉，又无以别脉，不明真假疑似④之脉，又无以别元气之虚实，而洞明生死吉凶之大要也。脉其仅治疾云乎哉？夫浮沉迟数二十八种，此为大纲。固无难识，即其中有兼见者，不过诵记之繁，有相类者，而只比拟之殊，亦易易晓

① 舛［chuǎn］剂：错误，不符理法病情之剂。
② 先哲：指张鼎思。下句出自张氏《濒湖脉学》序。
③ 济北才人：《史记·扁鹊仓公列传》载，济北王让仓公诊其才人竖，竖无病，但仓公诊其"法当春呕血死"，后果然。
④ 似：《轩岐救正论》此字后多一"脉"字。

也。然独此真假疑似之脉，如坡公①所云：大实有羸②状，至虚有盛候。脉之难辨，为医之难，职③此故耳。故夫二十八脉，与前论所云，或阴阳乘伏，或息数部位，或胃气有无，或时症相应相反，一切诊法，悉宜遵依《内经》《难经》、仲景、叔和《脉经》、伯仁《枢要》、《濒湖脉学》，是皆宗传正印，炳如日星，无庸赘矣。至于真假疑似关头，此处差池，生死反掌，虽先圣前哲屡亦有言，但未悉阐其义，致④使后学不察，往往混治杀人。余固不揣庸鄙，逐⑤种详辨，虽未诣精奥室，但虚实犁然，一诊而明生死，未病而图预防，存神指下，识气兆先，庶几轩岐微蕴之彰，而非时师拘挛之见矣。上士欲会其全，非备四诊不可，今特举其脉之疑似者列后，并采古人之精言以为成法，此而不力为救正，则终无复明之日矣。

◎脉

《经》曰：营行脉中，卫行脉外。又曰：肺朝百脉。今所诊者，两手俱手太阴肺脉也，脉属心，其色赤，前人云：脉者，血气之神机也。脉之经隧，譬如水之有渠，地无处非水，必于江河乃有流动可见。故诊脉必于经隧也。论其微，则受气在混沌未分之先，流行于胚胎方结之际，天地万物，靡不皆

---

① 坡公：指苏东坡。
② 羸：原作"赢"，据《轩岐救正论》改。
③ 职：只。
④ 致：原文为"至"，参《轩岐救正论》改。
⑤ 逐：原文"遂"，参《轩岐救正论》改。

然。璇玑玉衡，江河潮汐，天地脉运之常也；白虹贯日，洪水滔天，天地脉络之病也；穷冬闪电，九夏雹冰，天地气交之乱也。至于夏暑冬寒、南暄北冽，乃天地阴阳之偏。人在气交之中，脉象岂能无异？草木无心，皆有脉络以行津液，顽石无心，亦有纹理以通山泽之气，但当亢燥阴霖，木石亦为之变色，况于人乎？手太阴之脉，起于中焦，循肺之经道而之三部，由中达外，为第一处动脉，较诸他处不同。古人虽设浮沉迟数滑涩等象以别之，究其源，有形之脉，乃水谷之精所布，禀乎地也；其鼓运之象，无形之气所激，禀乎天也；其交通天地之气，和合阴阳之蕴，此则禀乎气交也。况乎气血之属，原不可以方员①端砚譬之。人面五官无异，及细察之，千人万人，从未有一雷同者。此则二十八脉之形象，全在乎活泼变通，慎勿按图索骥，以失病机可也。

◎持脉

持脉之道，先要会二十八脉之形体于胸中，更须明乎常变。凡众人之脉，有素大素小、素阴素阳，此其赋自先天，各成一局，常也。邪变之脉，有倏缓倏疾、乍进乍退者，此其病之骤至，脉随气见，变也。故凡诊脉者，必须先识脏脉，而后可以察病脉；先识常脉，而后可以察变脉。于常脉中可察人之器局寿夭，于变脉中可察人之疾病吉凶。诊家大要，当先识此。

---

① 员：通"圆"。

凡诊脉，先须识时脉、胃脉与脏腑平脉，然后及于病脉。时脉，谓春三月，六部中俱带弦；夏三月，俱带洪；秋三月，俱带浮；冬三月，俱带沉。胃脉，谓中按得之，脉见和缓。凡人脏腑胃脉既平，又应时脉，乃无病者也。反此为病。

◎ 十二经脉歌

太阳小肠足膀胱，阳明大肠足胃当，少阳三焦足配胆，
太阴手肺足脾乡，少阴心经足为肾，厥阴胞络足肝方。

◎ 五脏部位论

左心小肠肝胆肾，右肺大肠脾胃命。此以部位而分五脏也。上以候上，中以候中，下以候下。以一部言之，浮为心肺，沉为肝肾，脾胃在中，是又以浮中沉分五脏也。外以候外，中以候中，内以候内。二说相兼，其义始备。所以"脉无根"有两说，浮无根、迟无根，亦即此义也。或疑中候胃气，设六脉俱沉，亦可断其无中气耶？不知中固中也，而浮之中亦有中，沉之中亦有中，不当泥其形，而求其神也。盖弦洪毛石，各得一偏，而胃气中和合德，有以化乎四脏之偏。故四脏虽各乘时令以呈其体象，而胃气即与之偕行，是胃之气多，而四脏之气少，是为平脉，故任脉之浮沉大小，皆足以征中气。学者当变通之而勿泥也。

◎ 小大二肠

西池何先生曰：小肠与心为表里，诊于左寸；大肠与肺为表里，诊于右寸。此越人之说也。有谓：小肠候于左尺，大肠候于右尺。前说从其络，后说从其位，二说相兼，不可废。盖二肠虽位居于下，经脉上行，则候经于寸，候腑于尺，不必歧议也。

◎ 五脏平脉体

浮大而散心之常，肝脉弦细而又长，肺浮短涩脾缓大，沉而滑者肾家乡。

按：古人不立六腑脉诀，以脏腑同气也。故以浮取腑，沉取脏，数为腑，迟为脏。又以急大缓涩沉甚者为脏，微急微大微缓微涩微沉为腑。盖甚者浮沉皆然，微者浮则然，沉取则不然也。至于浮亦有脏，沉亦有腑，神而明之，存乎人耳。

按：心主血脉，如六菽①之重。略按至血脉而得者为浮；稍加力，脉道粗大而软阔为散。此心之平脉也。太过固病，不及亦然。太过病在外，不及病在中，此心主自病，为正邪也。余脏仿此。若见沉细，是肾水形，为贼邪；见毛涩，为肺金侮，是微邪；见缓大，是脾土乘，为实邪；见弦急，是肝木救，为虚邪。

肺主皮毛，如三菽之重。轻轻按至皮毛而得者为浮；稍加

---

① 六菽："菽"为豆类的总称，"六菽"为六颗豆子的重量。

力，脉道不利为涩；不及本位为短。此肺脉之平也。见洪大，是心火刑，为贼邪；见弦急，是肝木侮，为微邪；见微细，是肾水乘，为实邪；见缓大，是脾土救，为虚邪。

　　脾主肌肉，如九菽之重。略重按至肌肉，滑弱者为缓；稍加力，脉道敦厚为大。此脾之平脉也。若见弦急，是肝木刑，为贼邪；见沉细，是肾水侮，是微邪；见毛涩，是肺金乘，为实邪；见洪大，是心火救，为虚邪。

　　肝主筋脉，如十二菽之重。重按至筋脉，如切绳为弦，迢迢端直为长。此肝脉之平也。如见短涩，是肺金刑，为贼邪；见缓大，是脾土侮，为微邪；见洪大，是心火乘，为实邪；见沉细，是肾水救，为虚邪。

　　肾主骨，重按至骨而得曰沉，流利为滑，此肾之常脉也。若见缓大，是脾土刑，为贼邪；见洪大，是心火侮，为微邪；见弦长，是肝木乘，为实邪；见短涩，是肺金救，为虚邪。

　　已①上五脏之常脉固矣，然有五变，不可执一。故不问何部，凡洪则皆心，凡毛则皆肺也，凡缓则皆脾也，凡弦皆肝也，凡石皆肾也。若见于一二部，或见于一手，当随其部位之生克以断吉凶。倘六脉皆然，是纯脏之气、邪气混一不分之兆也。至于本位、本证而无本脉，又不合时，是脉不应病，俱为凶兆。若见他脏之脉，是本脏气衰，他脏之气乘也。《经》曰：脉有五，五五二十五变。即此之谓也。世人但守六部之绳尺，以求脏腑之虚实，亦犹不识其人之声音笑貌，而但认其居处之地也。可乎哉？

---

① 已：同"以"。

按：四脏既兼胃脉，则四脏之邪任其所干何部，而和缓之中亦必兼乎浮沉滑涩长短弦大，察其脉即知其邪。此五脏脉体，最宜留心也。

又按：火克金，必肺脉与心脉鼓桴相应，两相互勘，自有影响可凭。且参以证，凡先见心火之证，而后有肺火之证，即为相克；若无心火之脉与心火之证，或由脾胃积热，或由肝肾相火，或是本经郁热，即与心无涉，但此脏传来，必有此脏之脉与此脏之证可考，细察之自了然矣。予有《生克论》及《五邪说》，载在《医约》①，所当参阅。余脏仿此。

◎ 四时脉体（附反四时脉）

春脉如弦，夏脉如钩，秋脉如浮，冬脉如营。此时脉也。

按：如弦，则非过弦可知，通指六脉而言，非单指左关也，余仿此。

春得肺脉，夏得肾脉，秋得心脉，冬得脾脉，其至皆悬绝沉涩者，命曰"逆四时"。又曰：春得秋脉，夏得冬脉，长夏得春脉，秋得夏脉，冬得长夏脉，是为五邪皆同，命"死不治"。

按：脉与时违，无病得此，诚为可虞，若因病至，不过难治。如秋月病热，脉得浮洪，乃脉证相宜，宁可断为必死乎？余可类推。

---

① 此书已佚。

◎四塞脉

春不沉，夏不弦，秋不数，冬不涩，是谓四塞。沉甚、弦甚、数甚、涩甚，曰病，参见曰病，复见曰病，未去而去曰病，去而不去曰病，反者死。四时脉体同断。

◎六甲脉体

《经》曰：太阳脉至，洪大而长；少阳脉至，乍疏乍数；阳明脉至，浮大而短。《难经》曰：太阴脉至，紧大而长；少阴脉至，紧细而微；厥阴脉至，沉短而敦。

按：此以阴阳之盛衰而论周一岁之旺脉也。其法以冬至后得甲子，少阳旺，次阳明，又次太阳；夏至得甲子，太阴旺，次少阴，又次厥阴。各旺六十日，前三十日手经旺，后三十日足经旺。然有三阳而不及三阴，经文缺也。今从《难经》补之。

◎六气脉体

《经》曰：厥阴之至，其脉弦；少阴之至，其脉钩；太阴之至，其脉沉；少阳之至，大而浮；阳明之至，短而涩；太阳之至，大而长。

按：此言六气之专主也。其法：大寒至春分，风木主之；春分至小满，君火主之；小满至大暑，相火主之；大暑至秋分，湿土主之；秋分至小雪，燥火主之；小雪至大寒，寒水主之。故脉随时令而变，非五脏之本体也。

◎六经独至脉体①

《经》曰：太阳脏独至，厥，喘虚，气逆，是阴不足阳有余也，表里当俱泻，取之下俞。

按：此言脏气不和，而有一脏太过，气必独至，诸证不同，针治亦异也。太阳，膀胱经也，太阳独至，则为厥逆，为喘气，为气虚②冲逆于上。盖膀胱与肾皆水脏也，以水脏而阳气独至，则阳有余而阴不足矣，当于二经取其下俞。肾阴不足而亦泻之，以阳邪俱盛，故必表里兼泻，而后可以遏其势。

《经》曰：阳明脏独至，是阳气重并也。当泻阳补阴，取之下俞。

按：阳明者，足阳明胃经也。阳明为十二经脉之海，而行气于三阳。若其独至，则阳气因邪而重并于本脏，故当泻胃之阳，补脾之阴，而取之下俞也。

《经》曰：少阳脏独至，是厥气也。跷前卒大，取之下俞。

按：少阳者，足少阳胆经也。胆经之病连于肝，其气善逆，故少阳独至者，是厥气也。然厥气必始于足下，故于跷前察之，少阳气盛则跷前卒大，故当取少阳之下俞。

《经》曰：少阳独至者，一阳之过也。

按：此释"独至"之义，举少阳而言，则二阳三阳之太过可知矣。

《经》曰：太阴脏搏者，用心省真，五脏气少，胃气不平，三阴也，宜治其下俞，补阳泻阴。

---

① 本节主要出自张景岳《类经》。
② 气虚：《类经》作"虚气"。

按：太阴者，足太阴脾经也。搏，坚①强之谓，即下所谓伏鼓也。太阴脾脉，本贵和缓，今见鼓搏，类乎真脏。若真脏果见，不可治也。故当用心省察其真。今太阴脏搏，即太阴之独至，则五脏之脉气俱少，而胃气亦不平矣。是为三阴之太过也，故宜治其下俞，补足阳明之陷谷，泻足太阴之太白。

《经》曰：一阳独啸，少阳厥也，阳并于上，四脉争张，气归于肾，宜治其经络，泻阳补阴。

按：一阳当作二阴，少阳当作少阴。盖此前言太阴，后言厥阴，本节言气归于肾，末节复有二阴搏至之文，少阴之误无疑。二阴者，是少阴肾经也。盖啸为阳气所发，出阴中，相火上炎，则为少阴热厥，而阳并于上，故心肝脾肺四脉为之争张，而其气则归于肾，故曰"独啸"，宜治其表里之经络，而泻足太阳补足少阴也。

《经》曰：一阴至，厥阴之治也。真虚痏②心，厥气留薄，发为白③汗，调食和药，治在下俞。

按：一阴者，足厥阴之肝经也。至，即独至之义。治，主也。肝邪独至，真气必虚，木火相干④，故心为痏⑤痛。厥气，逆气也。逆气不散，则留薄于经。气虚不固，则表为白⑥汗。调和药食，欲其得宜，用针治之，乃在下俞。何以知其皆言足

---

① 坚：原作"肾"，据《类经》改。

② 痏：原作"痛"，据《类经》改。痏［yuān］，酸痛。

③ 白：原作"自"，据《类经》改。《素问·经脉别论》原文亦为"白"，但也有人认为"白"当作"自"。

④ 干：原作"肝"，据《类经》改。

⑤ 痏：原作"痛"，据《类经》改。

⑥ 白：原作"自"，据《类经》改。

经？盖以下俞二字为可知也。至若一阴调和药食一句，盖亦总结上文而言，不独一经为然。

《经》曰：帝曰，太阴脏何象？岐伯曰：象三阳而浮也。帝曰：少阳脏何象？岐伯曰：象一阳也。一阳脏者，滑而不实也。帝曰：阳明脏何象？岐伯曰：象太浮也。

按：此下复言[①]六经独至之脉象也。太阳之象三阳者，阳行于表，阳之极也，故脉浮于外。少阳之象一阳者，少阳为阳之里，阴之表，所谓半表半里，阳之微也，故虽滑不实。阳明虽太阳之里，而实少阳之表也。比之滑而不实者，则大而浮矣。仲景曰：尺寸俱浮者，太阳受病也；尺寸俱长者，阳明受病也；尺寸俱弦者，少阳受病也。义当参会。

《经》曰：太阴脏搏，言伏鼓也。

按：此即释上文太阴脏搏之义。沉伏而鼓击，即坚搏之谓。尺寸俱沉细者，太阴受病也。

《经》曰：二阴搏至，肾沉不浮也。

按：二阴，少阴[②]肾经也。二阴搏而独至者，言肾但沉而不浮也。仲景：尺寸俱沉者，少阴受病也；尺寸俱微缓者，厥阴受病也。

◎胃气脉体

《经》曰：脉弱以滑，是有胃气。又曰：谷气来也，徐而和。

---

① 言：《类经》作"明"。
② 阴：原"阳"，据《类经》改。

按：胃气本不可拟，于不可拟而欲拟以示人，不过拟其略似者耳。昔人拟以依依杨柳，又曰口中吐出重气，总之，指下浑浑缓缓，无名之可拟者是也。盖二十八脉俱为病脉，一有可拟，便非胃气，若浑浑缓缓而无二十八脉之可名，非胃气而何？但人既有病，则脉即可名，安得胃气而察之？然不论浮沉迟数大小，虽值诸病叠见，但于邪脉中稍兼徐和便是胃气，即无害也。夫脉之胃气，何气也？一阳之气升于土中者是也，为先天之气，物之所赖以生者，此也。而人不自知，不自觉。故在指下难取形状，便是胃气；但见形状可拟，便是六淫之气也。昔人以和缓拟之，吾以口中吐出重气拟之，又以软而滑者拟之，此亦无可拟之中，直强拟略相似者以示人也。下指之时，须以胃气为主，若此部得其中和，则此部无病。或云：独大独小者病。此言犹未尽善。假如寸关尺三部有二部皆受邪热，则二部洪盛而一部独小者，得其中和也。今若以小配大，不去清二部之热，而反来温一部之寒，故恐以抱薪救火，而伤其一部中和之脉体，可不损人之天年？故当以胃气为主者是也。

胗①脉之法，固当以胃气为主，而胃气之取法，前言备之矣，乃指下浑浑缓缓，其形之可拟者是也。但觉有形，便是六淫之气阻滞，便可认之为病脉也。虽大小缓急之不同，乃六淫之体性有不同耳，自与中和胃气大相径庭。若苟以邪为无形，则血气以自通畅流行，乃正气而非邪，何病之有哉？既然为邪，必有形也。但在人察识之精，体认之真，察何经，用何

---

① 胗［zhēn］：同"诊"，诊察，察看之意。

药，勿眩于二三之见。阳分便用阳分药，浮沉不失，升降不差，轩岐之旨趣，斯得之矣。又云：一阴一阳之谓道，偏阴偏阳之谓病。信哉言乎！

胗脉之时，须以澄心静虑，一毫事务不可杂扰，又要调停气息。初下指时，须轻手于皮肤之间消息。其所以然也，待至消息之，方得其详也。次按至血脉，三按至肌肉之间，四按至筋之分，五按至骨之分。盖皮毛，肺之分，阳中之阳也，其形如此；血脉，心之分，阳中之阴，其形如此；肌肉，脾之分，胃气分也，其形如此；筋乃肝之分，阴中之阳，其形如此；骨乃肾之分，阴中之阴，其形如此。一部之中，五行俱焉，五行之中，阴阳分焉，阴阳之中，胃气存焉。其胃气若桃核中之仁，分之两片，每片之中，有穿一线，即胃气也。所赖以生之机者，此也；所赖以为化之之妙者，此也。

六脉之部，须各具五行之性，莫不由阴阳分来。君火邪火，乃五行之一也，总以一而言之，施运兼备，即为太极也。有表有里，即为阴阳也。表中有里，里中有表，即为四象也。其土气于四象无不在，此河图之土，土即五行焉。天一生水，地六成之，一得五而成六也。地二生火，天七成之，二得五而成七也。至于三四，皆得五而八九也。此土之数，所以无不在也。其阴阳之定位若此。

其脉之有病者，何也？唯欲其无不及，无太过，各得其性而已。假令部之属木，于时为春，万物于此，畅茂条达，萌芽甲坼①，必得软滑而长，如万物之在春者，方得木之体也。外此

---

① 坼［chè］：原文为"拆"，形近而讹。甲坼，谓草木发芽时种子外皮裂开。

或短而涩，燥淫伤也；或平而渗，湿淫伤也；或微而滞，寒淫伤也；或浮而弦，风淫伤也；或洪而盛，热淫伤也；或尖大而数，火淫伤也。至于六淫合伤，五运害制，斯又在人察识之力耳。木须如此，火水①金土何也？如火也，于时而夏，万物莫不盛茂，张布发施，此部必得洪而大，如物之在夏也，方得火之体也，外此者皆为病矣。金也，于时为秋，万物莫不收敛而实，此部必得潜肃而浮，如物之在秋也，方得金之体也，外此皆为病矣。水也，于时为冬，万物莫不归藏，安静潜伏，此部必得沉细而实，方得水之体也，外此者病矣。至于土者，惟以和缓安静。且三焦包络之火，非心火之比，游行于天地之间，惟以滑数流利为体。若此者，乃本来自然之体，以知消息处治之道。但恐智者过之，愚者不及，难造斯道之精耳。

且人之病，全凭胃气以定吉凶。有胃气，虽病重可以无忧，以邪不能胜正也。胃气之微者，即因其脏布施补救。若胃气之绝者，断难维挽，即视其脏，而断以五行之生克，以决其死期。合五脏形色脉体，以察其胃气，何患无定见乎？

大抵人身之脉，不越乎浮沉迟数滑涩六脉而已。浮沉者，以手轻重取之也；迟数者，以鼻呼吸取之也；滑涩者，以察病脉往来也。浮得于轻手，而芤洪散大长濡弦，皆可类得也。沉得于重手，而伏石短细牢实，皆可类得也。迟者一息三至，而缓结微弱，皆迟之类也。数者，一息六至，而疾而促，皆数之类也。滑类数，涩类迟，然有辨者，则以往来察其形状也。浮为阳、为表、为虚、为风，沉为阴、为里、为湿也。

---

① 水：原文为"木"，据文意订为"水"。

◎ 真脏脉体①

　　肝绝之脉，循刀责责；心绝之脉，转豆燥疾；脾则雀啄，如屋之漏，如水之流，如杯之覆；肺绝如毛，无根萧索，麻子动摇，浮波之合；肾脉之绝，至如省客，来如弹石，去如解索；命脉将绝，虾游鱼翔，至如涌泉；绝在膀胱。真脉既形，胃已无气，参察色证，断之以意。《经》曰：人绝水谷则死，脉无胃气亦死。所谓无胃气者，但得真脏脉，不得胃气也。所谓脉不得胃气，肝不弦、肾不石也。

　　按：弦搏之极，全无和气，微渺之极，全无神气，总皆真脏之见。人徒知但弦、但钩、但毛、但代、但石之为真脏，而不知不弦、不钩、不毛、不代、不石亦为真脏也。《内经》举肝肾为言，则五脏皆然。真脏犹言纯脏，不见胃气也。

◎ 人迎气口脉

　　人迎，本足阳明胃经脉，在结喉两傍②。人迎为腑脉，所以候表；气口乃手太阴之经脉，在两手寸口，为脏脉，所以候里，《内经》之旨也。后世但诊气口，而以左关前一分为人迎，右关前一分为气口。然以右手分之，寸为人迎，关为气口。盖肺主皮毛，司腠理，外邪来客，先犯皮毛，皆肺经不实所致也，合此三说，其义备矣。又寸关尺，每部三分，前一分，中一分，后一分，三而三之，是为九分。一指取之，动前

① 体：《轩岐救正论》无此字。
② 傍：同"旁"。

脉盛，气有余；动前脉衰，气不足。应后脉盛，血有余；应后脉衰，血不足。取脉细微，不可忽也。

又按：《难经》以数为在腑，迟为在脏。仲景又以浮为在表，沉为在里，未当以左右而分表里，但世医皆从此说，姑录之。

◎脉分五行歌（五言）

金兮浮涩弱，木也伏紧弦，滑沉涩是水，芤洪实火燃，微缓迟皆土，五行颠倒颠。

◎四大纲脉

察病之法，先单按以知各经隐曲，次总按以决虚实生死。然脉有单按浮、总按沉者，有总按浮而单按沉者，迟数亦然。要之，审决虚实，惟总按可凭。况脉不单生，必曰浮而弦，浮而数，沉而紧，沉而细之类，其大纲不出浮、沉、迟、数、滑、涩以别之，而其类可推矣。浮、沉以候表里，以举按重轻而得之，而洪、大、虚、散、芤、濡、革、长、弦，皆浮之类也，伏、牢、实、细、短，皆沉之类也；迟、数以候寒热，以呼吸至数而得之，而缓、结、微、弱、代，皆迟之类也，紧、促、动、疾，皆数之类也；至于滑、涩以候血气之有余不足，是以往来察其形状之流滞也。然滑近于数，涩近于迟，主证虽异，亦不出于浮沉迟数之内也。滑伯仁云：病变虽多，不过寒热虚实而已，而其脉多兼见也。热则流通，凡浮、洪、大、数、长，皆热也；寒则坚凝，凡沉、小、短、迟，皆寒也；实则形刚，凡实、滑、弦、紧，皆实也；虚则形柔，凡虚、涩、濡、缓，皆虚也。如《难经》谓：一阴一阳者，脉来沉而滑；一阴二阳者，脉来沉滑而长；一阴三阳者，脉来浮滑而长，时一沉也；一阳一阴者，脉来浮而涩；一阳二阴者，脉来长而沉涩；一阳三阴者，脉来沉涩而短，时一浮也。皆兼见义也，此皆知要之言也。

◎ 数脉

数脉，息脉辐辏①，按举有力，五至六至以上，凡急、疾、紧、促之属，皆其类也，主阳盛燔灼，侵剥真阴之②病，为寒热，为虚劳，为外邪，为痈疽，此病随脉见也。寸数喘咳、口疮、肺痈；关数胃热，邪火上攻；尺为相火，遗、浊、淋、癃。浮数表热，沉数里热。阳数君火，阴数相火。右数火亢，左数阴戕。此按部位以测病情也，昔人论之详矣。又云：数大烦燥，狂班③胀满，数虚虚损，数实实邪，数滑热痰，数涩为损，热灼血干。此大概主于数脉，而尚有兼诊之殊也。夫《脉经》首重数脉，以阴阳疑似虚实表里之间，最易混淆也。但数则为热，人皆知之。而如数之脉，人多不察。此生死关头，不可不细心体认也。试切指之。夫数按不鼓，则为寒虚相搏之脉；数大而虚，则为精血销竭之脉；细疾若数，阴燥似阳之候

① 辐辏：形容密集，如车辐集中于车毂一样。
② 之：《轩岐救正论》此字后多一"实"字。
③ 班：疑为"斑"之讹。

也；沉、弦、细、数，虚劳垂死之期也；又有駃①脉②，即如数脉，非真数也；若假热之病，误服凉剂，亦见数也，世医诊得息数急疾，竟不知新病久病、有力无力、鼓与不鼓之异，一概混投苦寒，遽绝胃气，安得不速人于死乎？徐东皋③云：数候多凶，匀健略可，惟宜伤寒、妊、疟、小儿。《濒湖脉学》云：数脉为阳热可知，只将君相火来医，实宜凉泻虚温补，肺病秋深却畏之。据此亦常④有温补之矣。若仅言只将君相火来医，则犹见之未扩也。夫独不有阳虚阴盛之重恙，反得洪⑤数有力之实脉，急温桂附，旋即痉可者乎？余仅⑥再引《内经·色脉篇》论，为时师下一痛针法。《经》言冬脉曰：其气来如弹石者，此为太过，病在外；其去如数者，此为不及，病在中。释云：来如弹石者，其至坚强，营之太过也；去如数者，动止疾促，营之不及也。盖数本属热，而此真阴亏损之脉，亦必急数。然愈数则愈虚，愈虚则愈数，而非阳强实热之数，故不曰数，而曰如数，则辨析之意深矣。此而一差，生死反掌。愚以为何独数脉有相似者，即浮、沉、迟、缓、滑、涩、洪、实、弦、紧诸脉，亦皆有相似也。又非惟脉然也，至证如疟、如痰、如喘、如风、如淋等病，设非素娴审辨，临事最撼心目。故庸浅

---

① 駃：古通"快"，迅疾。
② 脉：《轩岐救正论》此字后有"即疾脉快疾"五字。
③ 徐东皋：即徐春甫（1520—1596年），字汝元，号东皋，明代医学家，著有《古今医统大全》。
④ 常：《轩岐救正论》作"尝"。
⑤ 洪：原为"淇"，据《轩岐救正论》改。
⑥ 仅：《轩岐救正论》作"谨"。

者只知现在，精妙者疑似独明，为医之难，政①此关头矣。吾故曰：脉故易辨，如数之脉则最难辨也。通一子②云：滑数、洪数者多热，涩数、细数者多寒，暴数者多外邪，久数者必虚损。读此数语，则数脉与如数脉之脉了然矣。今将通一子"数脉有阴有阳"之论及西池先生之说列于后，读者留心细别，其于脉道思半矣。

西池先生曰：虚热者，脉必虚数，无力固矣，然有过服凉剂，寒热搏击，或肝邪克土，脉反弦大有力者，投以温补之药，则数者静，弦者缓，大者敛矣。此最当知。又有虚寒而逼火浮越者，真阳欲脱者，脉皆数甚者，亦强大有力，皆当以证参之，勿误也。

通一子云：数脉有阴有阳。后世相传，皆以数皆③热脉，乃始自《难经》，不知脉数主热，须分虚实。余自历验以来，凡见火④热伏火等症，脉反不数而惟洪滑有力，如经文所言者是也。至如数脉之辨，大约有七⑤，兹列于下，诸所未尽，可以类推。

一外邪有数脉，然初感便数者，原未传经，热自何来？所以只宜温散。即或传经日久，但其数而滑实，方可言热，若数而无力者，到底仍是阴证，只宜温中。此外感之数，不可尽以为热也。一虚损有数脉，凡患阳虚而数者，脉必数而无力，或

---

① 政：通"正"。
② 通一子：即张景岳。
③ 皆：《景岳全书·脉神章》作"为"字。《脉如》所引张景岳语，多有节略，本次校注仅对个别脱漏或可能影响理解的文字出注。
④ 火：《景岳全书·脉神章》作"内"字。
⑤ 七：后文有"八"种数脉之辨。

兼细①，而证见虚寒，此则温之且不暇，尚堪作热治乎？又有阴虚之数者，脉必数而弦滑，虽有烦热诸症，亦宜慎用寒凉。若但清火，必至脾泄而败。且②患虚损者，脉无不数，数脉之病，惟损最多。愈虚则愈数，愈数则愈危，岂数皆热病乎？一疟疾有数脉，凡疟作之时，脉必紧数，疟止之时，脉必和缓，能作能止者，惟寒邪之进退耳，真火真热则不然也。一痢疾有数脉，但兼弦涩细弱者，虚数非热数，宜温命门，百不失一。有形症多火，年力强壮者，方可以热数③治，必见洪滑实数之脉，方是其症。一疮疡有数脉，疮疡发，有阴有阳，可攻可补，不得尽以数脉为热。一痘疹有数脉，以邪毒未达也，达则不数矣。一癥癖有数脉，凡胁腹之下有块如盘者，以积滞不行，脉必见数。若无火症而见细数者，不得以为热。一孕胎有数脉，冲任气阻，所以脉数，本无④火也，此当以强弱分寒热，不可因其脉数而执黄芩以为圣药也。凡邪盛者多数脉，必兼阳脉，虚甚者尤多数脉，必兼阴脉⑤，则是热非热可知矣。

又按⑥：伤寒以烦燥数脉者为传，脉静者为不传，有火无火之分也。即经尽欲解而脉浮数，按之不芤，其人不虚，不战汗出而解。则知数而按之芤者，皆为虚矣。又阳明例云：病人脉数，数则为热，当消谷引食，而反吐者，以发汗，令阳气

---

① 细：《景岳全书·脉神章》此字后多一"小"字。
② 且：《景岳全书·脉神章》此字后多一"凡"字。
③ 数：《景岳全书·脉神章》此字后多一"论"字。
④ 无：《景岳全书·脉神章》作"非"字。
⑤ 必兼阴脉：《景岳全书·脉神章》无此四字。
⑥ 各条之"又按"或"按"，主要据《诊宗三昧》节略而成，有的末尾亦有增补。

微，膈内虚，脉乃数也。数为客热，不能消谷，胃中虚冷，故吐也。又胃反而寸口脉微数者，为胸中冷。又脉阳紧阴数为欲吐，阳浮阴数亦吐，胃反脉数，中气太①虚，而见假数之象也。凡乍病脉数，而按之缓者，为邪退；久病脉数，阴虚之象。瘦人脉数，多火阴虚；形充肥泽之人脉数，为痰湿郁滞，经络不畅而蕴热，未可责之于阴也。至于数则心烦，又曰：滑数心下结热，皆包络火旺，而乘君主之位耳。若乍疏乍数，不问何病，皆不治也。

◎ 浮脉

浮主于表，行从肉上，如循榆荚②，如水漂木，凡洪、大、芤、革之属，皆其类也。体法天，属阳，脏司肺，时属秋，运主金也，为中气虚，为阴不足，为风，为暑，为胀满，为不食，为表热，为喘息，此病随脉见也。又云：寸浮伤风，头痛，鼻塞；左关浮者，风在中焦，右关浮者，风痰在膈；尺部得浮，下焦风客，小便不利，大便秘涩。此按部位以测病情也。昔人论之详矣。浮紧伤寒，浮缓伤风，浮数伤热，浮洪热极，浮洪而实，热结经络，浮迟中风，浮弦头痛，浮滑风痰，浮虚伤暑，浮濡汗泄，浮微气虚，浮散劳极。此则大概主于浮脉，而尚有兼诊之殊也。至若浮芤失血，浮革亡血，内伤感冒

---

① 太：《诊宗三昧》作"大"。

② 如循榆荚："榆荚"指的是榆树的种子外面包着一层像翅的薄膜。如循榆荚语出《黄帝内经·素问》，李时珍《濒湖脉学》亦称"浮脉惟从肉上行，如循榆荚似毛轻，三秋得令知无恙，久病逢之却可惊"。

而见虚浮无力，痨瘵阴虚而见浮大兼疾①，火衰阳虚而见浮缓不鼓，久病将倾而见浑浑革至、浮大有力，皆如浮脉也。叔和云：脉浮而无根者死。其亦可以浮诊，而用治表之剂乎？夫曰"浮"多主表症，曰"如浮"悉属内病。表里不明，生死系之矣。

通一子云：浮为在表，然真正风寒外感者，反不浮，但紧数而略兼浮者，便是表邪，其症必发热、无汗、身疼，是其候也。若浮而兼缓，则非表邪矣。大抵浮而有力有神者，为阳有余，则火必随之，或痰见于中，或气壅于上，可类推也。若浮而无力空豁者，为阴不足，阴不足则水亏之候，或血不营心，或精不化气，中虚可知矣。若以此等为表症，则害莫大矣。其有浮大弦硬之极，甚至四倍以上者，《内经》谓之"关格"，此非有神之谓，乃真阴之虚极而阳亢无根，大凶之兆也。凡脉见何部，当随其部而察其证，诸脉皆然。

又按：伤寒以尺寸俱浮为太阳经病，以浮主表也。但指下有力，即属有余客邪。而太阳本经风寒营卫之辨，全以浮紧浮缓而分，其有寸关浮而尺弱者，谓之阳浮阴弱，营气不足，血少之故。盖太阳以浮为本脉，一部不逮，虚实悬殊。亦有六脉浮迟，而表热里寒，下利清谷者，虽始病有热，可验太阳，其治与少阴之虚阳发露不异。又有下后仍浮，或兼促，或兼弦、兼紧、兼数之类，总由表邪未尽，乃有结胸、咽痛、胁急、头痛之变端。详结胸、脏结及痞之症，皆下早，表邪内陷所致。究其脉虽变异，必有一部见浮。生死虚实之机，在关上沉细紧

---

① 疾：原作"痰"，据《轩岐救正论》改。

小之甚与不甚耳。若阳明府热攻脾，脉虽浮大，心下反鞭者，急下之，所谓从症不从脉也。至于三阴都无浮脉，惟阴尽复阳，厥愈足温而脉浮者，皆为愈症。三阴例皆以脉浮欲愈，不浮为未愈可见也。总之，阳病浮迟，兼见里症，合从阴治；阴病脉浮，证显阳回，合从阳治。此《伤寒》之微言也。若夫别病日久，而脉反浮者，此中气亏乏不能内守而然，是又不可胶柱而鼓瑟也。

◎ 沉脉

沉脉为里，凡细、小、隐伏、反关之属，皆其类也。动乎筋骨之间，如石沉水，必极其底，外柔内刚，按愈实，体同地，属阴，脏司肾，时属冬，运主水也。两尺若得沉实有神，此为根深蒂固，修龄广嗣①之征。如病，则为阳郁之候，为寒、为水、为气、为郁、为停饮、为癥瘕、为胀实、为厥逆、为洞泄。昔人论之详矣。沉紧内寒，沉数内热，沉弦内痛，沉缓为湿，沉牢冷痛，沉滑痰食，沉弱气弱兼汗，沉伏闭痛，此则大率主于沉脉，而尚有兼诊之殊也。至于沉而散，沉而绝，沉而代，沉而短，沉不鼓，久病与阳病得此，垂亡之候也。若沉而芤，沉而弱②，沉而涩，沉而细，沉而结，主亡血、伤精。六极之脉，诸如此类，不得概以沉属寒属痛，而混投温散之剂也。更有如沉之脉，每见表邪初感之际，风寒外束，经络壅盛，脉必先见沉紧，或伏或止，是又不得以阳症阴脉为惑，惟亟投以

---

① 修龄广嗣："修龄"为长寿，"广嗣"即多子女，为肾气充足的表现。
② 弱：《轩岐救正论》作"濡"。

清表之剂，则应手汗泄而解矣。此沉脉之疑似，不可不辨也。

通一子云：沉虽属里，然必察其有力、无力，以辨虚实矣。沉而实者，多滞多气，故曰：下手脉沉，便知是气，气停积滞者，宜消宜攻；沉而虚者，因阳不达，因气不舒，阳虚气陷者，宜温宜补。不得一概而混治也。

按：伤寒以尺寸俱沉为少阴病，故于沉脉别阴阳，为第一关捩①。如始病不发热，不头痛，而手足厥冷脉沉者，此直中阴经之寒证也。若发热，头痛，烦扰不宁，至五六日渐变手足厥冷，躁不得寐而脉沉者，此传经寒邪之热证也②。亦有始虽阳邪，因汗下太过，而脉见沉迟，此热去寒起之虚症也。有太阳证下早，胸膈痞鞕，而关上小细沉紧者，此表邪内陷，阳分之结胸也；若能食而自利，乃阳邪下陷，阴分之脏结矣。有少阴病自利清水，口干腹胀，不大便而脉沉者，此热邪陷于少阴也。有少阴病，始得之，反发热，脉沉者，麻黄③附子细辛汤温之，是少阴而兼太阳也。此与病发热、头痛、脉反沉、身体痛，当温之，宜四逆汤之法，似是而实不同也。有寸关俱浮，而尺中沉迟者，此阳证夹阴之脉也。大都沉而实大数盛动滑而有力，为阳邪内伏；沉而细迟微弱、弦涩少力，为阴寒无疑。更有冬时伏邪发于春夏，烦热燥渴，而反脉沉、足冷，此少阴无气，邪毒不能发出阳分，下虚死证也。凡伤寒温热，得汗后脉沉，皆为愈证，非阳病阴脉之比。更有内外有热，而脉沉伏，不数不洪，指下涩小急疾，无论伤寒杂病，发于何时，皆

---

① 关捩：能转动的机械装置，比喻原理、道理或事物的紧要处。

② 此句《诊宗三昧》作"此厥深热深、阳邪陷阴之热证也"。

③ 黄：原作"王"，据《诊宗三昧》改。

为伏热，不可以脉沉而认阴寒也。至于肠澼自利而脉沉，寒疝积瘕而沉，历节痛痹而沉，伏痰留饮而沉，石水正水而沉，胸腹结痛而沉，霍乱呕吐而沉，郁结气滞而沉，咸为应病之脉。若反浮大虚涩，或虽沉而弦细坚疾，胃气告匮，未可轻许治矣。

◎迟脉

迟为阴脉，凡代、涩、缓、结之属，皆其类也。与数为阴阳对待之体，数六至，迟三至，息数甚悬。而缓与迟又依稀相似，但迟只三至，缓得四至，虽略相似，而主病则异。至离经之脉，则仅二至，《内经》谓之少气。然迟主脏病，多属虚①寒。浮迟表寒，沉迟里寒，迟涩为血病，迟滑为气病。有力冷痛，无力虚寒，或主不月，或见阴疝，或血脉凝泣②，或癥③瘕沉痼。迟在上，则气不化精；迟在下，则精不化气。气寒则不行，血寒则凝滞，迟兼滑大，疯④痰顽痹；迟兼细小，真阳亏损也：或阴寒留于中，为泄，为痛；元气不营于表，寒栗拘挛，皆主阳虚阴盛之病也。而独有如迟之脉，凡人伤寒初解，遗热未清，经脉未充，胃脉⑤未复，必见迟滑，或见迟缓，亦可投以温中，而益助余邪乎？高鼓峰云：迟而汗出者死。此虚实之不容不辨也。

---

① 虚：《轩岐救正论》无此字。
② 泣：义同"涩"。
③ 癥：原作"瘕"，据《轩岐救正论》改。
④ 疯：同"风"。
⑤ 脉：《轩岐救正论》作"气"。

按：仲景有阳明病，脉迟，微恶寒，而汗出多者，为表未解；脉迟，头眩，腹满者，不可下。有阳明病，脉迟有力，汗出不恶寒，身重喘满，潮热便鞕，手足濈①然汗出者，为邪②欲解，可攻其里。又：太阳病，脉浮，误下而变迟者，为结胸。若此皆热邪内结之明验也。须知迟脉虽见表证，亦属脏气不充，所以邪气留连不解。详脉迟为在脏一语，可不顾虑脏气之病乎？

◎滑脉

滑脉为阳中之阴，往来流利，如盘之珠，凡洪、大、芤、实之属，皆其类也。若滑脉平匀，乃得胃气之脉也。故《经》云：脉弱以滑，是有胃气。又云：滑者，阳气盛，微有热，按之指下击鼓，有力有神，如珠圆滑，替替不绝，男得此无病，女得此有胎，乃真滑脉也。若病则属痰饮。浮滑风痰，沉滑食痰，滑数痰饮③，寸滑呕吐，关滑蓄血，尺滑癃④淋遗泄。滑大、滑数为内热，上为心肺、头目、咽喉之热，下为小肠、膀胱、二便之热，亦脉证相应之脉也。而特有如滑之脉，骤诊亦得平和，不大不小，不见歇止，不得⑤克胜，息数如常，只得平动不鼓，㳈㳈⑥而去，稍按即无，此为元气已脱，仅存余气，留

---

① 濈：音［jí］，濈然，意为汗出连绵不断的样子。
② 邪：《诊宗三昧》作"外"。
③ 饮：《轩岐救正论》作"火"。
④ 癃：音［tuí］，指阴病，即男子不举。
⑤ 得：《轩岐救正论》作"见"。
⑥ 㳈㳈：意思是迭迭，频频。

连脏腑经络之内，未尽断耳。先于死期旬日①内便见此脉，乃绝脉也，虽卢扁②亦难复苏。每见医者尚于此际，执以为痰，化气消痞，攻剂任投，祗③速其亡耳。抑何昧于生死之顿殊乎！至于虚损多弦滑之脉，阴虚而然也。泻痢多弦滑之脉，脾肾受伤也。此又不得通以火论。

按：伤寒、温热、时行等病，总以浮滑而濡者为可治。盖脉之滑而不甚有力者，大抵皆浮滑、缓滑、濡滑、微滑之类，终非无力之比。又平人肢体丰盛，而按之绵软，六脉软滑，此痰湿渐积④乎中外，终日劳役，不知怠倦，若安息则重着酸疼矣。以滑则为痰矣。若滑而急强，擘擘⑤如弹石，谓之肾绝。滑不直手⑥，按之不可得，为大肠气不足，以其绝无和缓胃气，故《经》予之以短期。

◎ 涩脉

涩脉为阴，往来艰涩，动不流利，凡虚、细、微、迟，皆其类也。状如轻刀刮竹，如雨沾沙，如病蚕食叶，参伍不调⑦，主伤精亡血之病。为血痹，为寒湿入营，为心痛，为胁痛，为

---

① 旬日：释义为十天，亦指较短的时日。
② 卢扁：指古代名医扁鹊。
③ 祗：适，恰之意。
④ 积：《诊宗三昧》作"渍"。
⑤ 擘擘：音［pì pì］，《诊宗三昧》作"辟辟"，均为象声词。
⑥ 手：原作"乎"，据《诊宗三昧》改。
⑦ 参伍不调：指脉象疾徐错杂，参差不齐，不相协调。

解㑊^①，为反胃，为亡阳，为肠结，为忧烦，为拘挛，为麻木，为无汗，为脾寒食少，为二便不调，为四肢厥冷，男子为伤精，女子为失血，为不月，为胎病，为溲淋，亦为气滞。凡见涩脉，多因七情不遂，营卫耗伤，血少而气不波澜。其在上，则有上焦之不舒；其在中下，则有中焦下焦之不运；在表则有筋骨之疲劳；在里，则有精神之短少。《经》曰：脉弱以涩，是谓久病。然亦有不同者，或人赋禀经脉不利，或七情伤怀莫解，或过服补剂，以致血气壅盛，或饮食过度，不即运化，或痰多而见独涩，或久坐久卧，体拘不运，此又非^②主于伤精、亡血之病也。至于虚劳细数而涩，或兼结代，死期可卜。凡诊此脉，须察病机，庶无谬治。《脉经》云：涩为血少，亦主伤精，寸涩心痛，或为怔忡；关涩阴虚，因而中热；右关土虚，左关胁胀；尺涩遗淋，血痢可决，孕为胎病，无孕血竭。

　　按：《金匮》云，寸口脉浮大，按之反涩，尺中亦微而涩，知有宿食；有发热，有头痛，而见浮涩数盛者，阳中雾露之气也。雾伤皮腠，湿流关节，总皆脉涩，但兼浮数、沉细之不同也。有伤寒阳明腑实、不大便而脉涩，温病大热而脉涩，吐下微喘而脉涩，水肿腹大而脉涩，消瘅^③大渴而脉涩，痰证喘满而脉涩，病在外而脉涩，皆脉证相反之候。平人无故脉涩，贫窘^④之兆；尺中蹇涩，则艰于嗣。其有脉塞而鼓如省客，左右

---

① 解㑊：病症名，出自《素问》"迟脉缓涩，谓之解㑊"。
② 非：此字后《轩岐救正论》多一"专"字。
③ 瘅：原作"皮"，据《诊宗三昧》改。
④ 贫窘：贫困窘迫。

旁至如交漆，按之不得如颓土，皆乖戾不和，殊异寻常之脉。故《素问》列之大奇①。

◎ 实脉

实脉，浮沉皆得，大而且长，应指幅幅②然不虚，凡弦、洪、紧、滑之属，皆其类也。《经》云：血实脉实。曰：脉实者，水谷为病。曰：气来实强，是谓太过。盖实主火热有余之病，或发狂谵语，或阳毒便结，或咽肿舌强，或脾热中满，或腰肠壅痛。或平人实大，主有痢疾，宜先下之。或③疽脉实，急下之，以邪气在里故也，急宜通肠发汗，亟解繁苛之火，不待再计矣。又有如实之脉：久病得此，孤阳外脱，脉必先见弦数滑实。故书云：久病脉实者凶。其可疗以消伐之剂乎？更有沉寒内痼，脉道壅滞，而坚牢如实，不得概用凉剂，但温以姜④桂之属可也。又有真阴太亏，燎原日炽，脉见关格洪弦若实，法几穷矣，尚可清凉乎？以上三症，皆如实脉，非正实脉也。通一子云：表邪实者，浮大有力，以风寒暑湿外感于经，为伤寒、瘴疟，为发热、头痛、鼻塞、头肿，为筋骨肢体酸疼、痈疽⑤等证；里邪实者，沉实有力，因饮食七情，内伤于脏，为胀满，为结闭，为癥瘕，为瘀血，为痰饮，为腹痛，为喘呕、咳

---

① 大奇：指《素问·大奇论》，省客、交漆、颓土脉均见该篇。
② 幅幅［bì bì］：盘结貌。
③ 或：《轩岐救正论》此字后多一"疮"字。
④ 姜：原作"羌"，据《轩岐救正论》改。
⑤ 疽：《景岳全书·脉神章》作"毒"字。

逆等证。火邪实者，洪实①有力，为诸实热等证；寒邪实者，沉弦有力，为诸痛滞等证。凡其在气在血，脉有兼见者，当以类求。然实脉有真假，真实者易知，假实者易误，故必问其所因，而兼察形证，必得其神，方得高手。通一子之论，殆亦恐人以如实为真实乎？

按：《诊宗三昧》云，实在表，则头痛身热；实在里，则膜胀腹满。大而实者，热由中发；细而实者，积自内生。在伤寒阳明病，不大便而脉实，则宜下，下后脉实大，或暴微欲绝，热不止者，死。厥阴病，下利脉实者，下之死。病脉之逆从可见矣。盖实即是石，石为肾之平脉，若石坚太过，劈劈②如弹石状，为肾绝之兆矣。其消瘅、鼓胀、坚积等证，皆以脉实为可治。若泄而脱血及新产骤虚、久病虚羸，而得实大之脉，良不易治也。

◎ 虚脉

虚脉，正气虚也，无力也，无神也。有阴有阳。浮而无力为血虚，沉而无力为气虚，数而无力为阴虚，迟而无力为阳虚。虽曰微、濡、迟、涩之属皆为虚类，然无论二十八脉，但见指下无神者，俱是虚脉。《内经》曰：按之不鼓，诸阳皆然。即此谓也。故凡洪大无神者，即阴虚也；细小无神者，即阳虚也。阴虚则金水亏残，龙雷易炽，而五液神魂之病生焉：或盗汗，或遗精，或上下失血，或惊忡不宁，或咳喘劳热。阳

---

① 实：《景岳全书·脉神章》作"滑"字。
② 劈劈：《诊宗三昧》作"辟辟"。

虚则火土受伤，真气日损，而君相化源之病生焉：或头目昏眩，或膈塞胀满，或呕恶亡阳，或泻痢疼痛。救阴者，壮水之主；救阳者，益火之源。渐长则生，渐消则死。虚而不补，元气将何以复？此实生死之关也。医不识此，尚何望其他焉？

《经》云：脉气上虚尺虚，是谓重虚，病在中，脉虚难治。脉阴阳俱虚，热不止者死。可见病实脉虚，皆不易治。盖虚即是毛，毛为肺之平脉[①]，若极虚而微，如风吹之状，极虚而数，瞥瞥[②]如羹上肥者，皆为肺绝之兆也。惟癫疾之脉虚为可治者，以其神出舍空，可行峻补；若实大为顽痰固结，搜涤不应，所以为难耳。

◎弦脉

弦从肝化，可阴可阳，其状端直以长，若筝弓[③]弦，从中直过，挺然指下。凡滑、实、坚搏之属，皆其类也。体为阳中阴，脏司肝，时属春，运主[④]木也。《经》云：轻虚以滑者平，实滑如循长竿者病，急劲如新张弓弦者死。戴同父曰：弦而软者，其病轻；弦而硬者，其病重；纯弦为负死脉也。弦缓，平脉也。弦临土位，克脉也；弦见于秋，反克脉也。春病无弦，失主脉也。其病主诸疟、支饮、悬饮、头痛、膈痰、寒热、癥

---

① 脉：原作"肺"，据《诊宗三昧》改。
② 瞥瞥：形容闪烁不定，飘忽浮动。
③ 弓：《轩岐救正论》无此字。
④ 主：《轩岐救正论》作"王"字。

瘕、尺中阴疝、两手①拘挛。通一子云：为血气不和，为气逆，为邪胜，为肝强脾弱，为宿食，为寒热，为疼痛，为拘急。右关见弦，胃寒腹痛，若不食者，木来克土，必难治。此则大概脉与病符也。又如弦之脉，本非真弦，而或兼见，而或相类。弦固类细，而细则如丝线之应指；弦又类紧，而紧则如转索之不绝。为体固②异，主病亦殊。但紧则为诸痛，依稀若弦之无力耳；弦兼洪为火炽，滑③为内热；弦兼迟为痼冷；弦不鼓为脏寒；弦兼涩，秋逢为老疟；弦兼细数，主阴火煎熬精髓，血液日竭，痨瘵垂亡之候也。若诸失血而见弦大，为病进；见弦小，为阴消。痰清见弦，为脾土已败，真津上溢，非痰也。又有似疟，阴阳两亏，寒热往来，脉亦见弦，急扶真元。亦有生者，若误作疟治，必枉投④于见病治病之舛剂也。大要弦脉而病，属经者易治，属腑者难治，属脏者不治。指下细别，吉凶眉列矣。通一子云："诸病见此总非吉，六脉皆弦必是凶。"盖谓其弦强与和缓相左矣。《脉法》云：弦为肝风，主痛，主疟，主痰，主饮。弦居左寸，心中必痛；弦居右寸，胸及头痛；左关弦兮，痰、疟、癥瘕；右关弦兮，胃气疼痛；左尺逢弦，饮在下焦；右尺得弦，足挛疝痛。又云：浮弦支饮，沉弦悬饮，弦数多热，弦迟多寒，弦大主虚，弦细拘急，阳弦头痛，阴弦腹痛，单弦饮癖，双弦寒痼。亦初学察病之一也。

　　按：弦为六贼之首，最为诸经作病，故伤寒坏证，弦脉

---

① 手：《轩岐救正论》作"足"字。

② 固：《轩岐救正论》作"既"字。

③ 滑：《轩岐救正论》此字前有"弦兼"二字。

④ 投：参《轩岐救正论》当作"没"。该书全句为："如近岁闽司理王讳猷公，所以枉没于见病治病之舛剂也。"

居多；虚劳内伤，弦常过半，总由中气少权，土败木贼所至。但以弦少弦多以证胃气之强弱，弦实弦虚以证邪气之虚实，浮弦沉弦以证表里之阴阳，寸弦尺弦以证病气之升沉。无论所患何证，兼见何脉，以和缓有神，不乏胃气，咸为可治。若弦而劲细，如循刀刃，弦而强直，如新张弓弦，如循长杆，如按横格，此皆弦无胃气，不可治也。又，伤寒以尺寸俱弦为少阳受病，如弦而兼浮兼细，为少阳之本脉；弦而兼数兼缓，即有入府、传阴之两途。若弦而兼之以沉涩微弱，得不谓之阴乎？又伤寒脉弦细，头痛、发热者，属少阳，此阳弦头痛也，必见于太阳。阳脉涩，阴脉弦，法当腹中急痛，此阴弦腹痛①，皆少阳部位也。凡表邪全盛之时，中有一部见弦，或兼迟兼涩，便是夹阴，急需温散，猛剂非宜，即非时感冒，亦宜体此。至于素有动气、怔忡、寒疝、脚气种种宿病，而夹外感之邪，于浮紧数大中委曲搜求，弦象必隐于内。多有表邪脉紧，于紧中按之，渐渐减少，纵②之不甚鼓指，便当弦脉例治。于浮中按之敛直，滑中按之搏指，沉中按之引引，涩中按之切切，皆阴邪内伏，阳气消沉，不能调和，而显弦直之状，良非客邪盛紧之兆也，不可不察。

◎缓脉

缓为脾脉，主乎中，应乎肌肉。阳寸阴尺，上下同等，不浮不沉，不大不小，不徐不疾，不微不弱，和缓有力，鼓指有

---

① 《诊宗三昧》此后多"痛必见于少腹"一句。

② 纵：原作"从"，据《诊宗三昧》改。

神，如丝在经，不卷其轴，又如微风飐柳稍，蔡西山曰：意思忻忻①，难以名状。四时五脏，得此为有胃气。其体属天地之交，阳中有阴，阴中有阳，脏司脾，时应长夏，运主季土也。不分男女老弱，人身得此，志气神畅，百病得此，不治自愈。然缓有二，此乃有胃气雍容和缓之缓也。又有缓弛②之缓、缓纵之缓、缓弱之缓。缓弛，伤湿也；缓纵者，风热也；缓弱者，气虚也；缓而兼涩者，血虚也；浮缓者，风伤经络；沉缓者，湿伤脏腑；洪缓者，湿热；细缓者，寒湿。是皆有病之脉，非真缓脉也。尚有阴虚浮洪无力而缓，阳虚沉细无力而缓，是仅肖缓之体，而非得缓之神也。若弦居土位，缓临水宫，盖克脉也。看此缓脉，要察胃气多少，鼓击高下，去来迟速，便得真确，悟从心解，未可一诊了事也。《脉法》云：右寸浮缓，风邪所居；左寸涩缓，少阴血虚；左关浮缓，肝风内鼓；右关沉缓，土弱湿侵；左尺缓涩，精宫不及；右尺缓细，真阳衰极。通一子云：缓脉有三，从容和缓，浮沉得中，此平人之正脉。若缓而滑大有力者，多实热，如《内经》所言者是也。为烦热，为口臭，为腹满，为痈疡，为二便不利，或伤寒温疟初愈而邪热未清者多有此脉。缓而迟细者多虚寒，即诸家所言是也，为阳虚，为畏寒，为气怯，为疼痛，为晕眩，为脾③弱，为痿厥，为怔忡健忘，为饮食不化，为鹜溏飧泄，为精寒肾冷，为小便频数，女子为经迟血少，为失血下血。凡诸疮毒外证及中风产后，但得脉缓者皆易愈。

---

① 忻忻 [xīn xīn]：欣喜得意貌，亦为兴盛貌。
② 弛：原作"迟"，但后文为"缓驰"。参《轩岐救正论》改。
③ 脾：《景岳全书·脉神章》作"痹"。

按：伤寒以尺寸俱微缓者为厥阴受病。厥阴为阴尽复阳之界，故凡病后得之，咸为相宜。其太阳病，发热，头痛，自汗，脉浮缓者，为风伤卫证。又脾为湿土之经，缓为本脉，病主多湿，以土湿则软也。然必和缓有神，为脾气之充。今曰缓，则非不紧不缓之中和矣。盖凡有可名者，即非中和，即为病脉也。

◎洪脉

洪脉，指下极大，来盛去衰，来大去长。凡浮、大、芤、实之属，皆其类。体为阳，脏司心，时属夏，运主火也。主病为腹满、烦渴，为狂燥，为斑疹，为头痛面热，为咽干喉痛，为口疮痈肿，为大小便不通，为动血。浮洪为表热，沉洪为里热，皆阳盛阴虚之病。若逢炎夏，诊有胃气，乃应时之脉也。若泄痢、失血、久嗽及痞满、反胃，见之增①剧难瘥。或沉兼洪弦涩，主痰红火炽之症。若形瘦脉大，多气虚，死，谓其与症不合也。又曰：脉大则病进。若春秋冬月见之，治主升阳散火。若洪而有力，乃实脉，非洪脉，须投寒凉，此相类宜细别耳。又有如洪之脉，乃阴虚假热，阳虚暴症，脉虽洪大，按而无力，此又不得投以凉剂，致败胃气。又人临死从阳散而绝者，脉必先见洪大滑盛，乃真气尽脱于外也，不可不察。至于洪大至极，甚至四倍以上者，是即阴阳离绝关格之脉也，不可治。《汇补》云：浮大之脉阴必伤，弦洪之脉胃必损。读此二

① 增：原作"憎"，据《轩岐救正论》改。

语，可不顾虑元气乎？

按：仲景有服桂枝汤，大汗出，大渴烦不解，脉洪为温病。温病乃冬时伏气所发，发于春者为温病，发于夏者为热病，其邪伏藏于内，而发出于表，脉多浮洪而混混不清，每多盛于右手。若温热时行，脉反细小弱者，阳病阴脉也。有阳热亢极，而足冷尺弱者，为下虚之症。皆不可治。又屡下而热势不解，脉洪不减，谓之坏病，多不可救。洪为阳气满溢、阴气垂绝之脉，故蔼蔼①如车盖者，为阳结。脉浮而洪，身汗如油，为肺绝。即杂病洪脉，皆火气亢甚之兆。若病后久虚，虚劳失血，泄泻脱元，而见洪盛之脉，尤非所宜。

◎细脉

细脉似微而常有，细直而软，若丝线之应指，宜于秋冬老弱，为血气两衰之病。或伤精泄汗，或湿气下侵，或泄利脱阴，或丹田虚冷，或胃虚腹胀，或目眩筋痿。《脉经》云：细为血②气衰有此症则顺，否则逆。故吐衄脉沉细者生，忧劳过度者脉亦细，治须温补。春夏少壮，俱忌细脉，谓其与时不合、与形不合也。至有如细之脉，或因暴受寒冷，极痛，壅塞经络，致脉沉细，不得宣达。是细不得概言虚，而可误施温③补，固结邪气也？又有劳怯困殆，脉见弦细而数，盖弦主气衰，细主血少，数主虚火煎熬，奄奄将毙，医于此时，尚欲清之平

---

① 蔼蔼［ǎi ǎi］：众多的样子。原作"谒谒"，据《诊宗三昧》改。

② 血：《轩岐救正论》此字后多一"少"字。

③ 温：《轩岐救正论》作"滋"字。

之，良可慨①矣！高鼓峰云：细脉必沉，但得见滑，即是正脉，平人多有之。若见弦数，即是枯脉，六腑内绝，不治。《脉经》云：细主气衰。诸虚劳损，细居左寸；怔忡不寝，细居右寸；呕吐气怯，细入左关；肝阴枯竭，细入右关；胃虚胀满，左尺见细；泄利遗精，右尺见细，下元冷惫。

按：《伤寒》以尺寸俱沉细为太阴受病。太阴职司敷化之权，今为热邪所传，营卫②之气，不能条畅百脉，所以尺寸皆沉细。不独太阴为然，即少阴之脉，亦多沉细。故仲景有少阴病脉沉细数，不可发汗之禁，此皆外阴内阳，非若严冬卒中暴寒，盛夏暑风卒倒，内外皆阴之比。

◎长脉

长脉，不大不小，迢迢自若，如循长竿末稍，为平；如引绳，如循长竿，为病。长有三部之长、一部之长，此以形体言也；有来往之长，谓来有余韵也。心脉长，神强气壮；肾脉长，蒂固根深。《经》云：长则气治，短则气病。长主于肝，短主于肺，皆平脉也。反此则为有余之病，非阳毒癫痫，则阳明热深。若长而缓，百病皆愈。大概虽主乎病，亦属轻浅之症。其有如长之脉，或鳏寡思色不遂，心肝两部则洪长而溢鱼际，皆是七情为患，而非有病之脉也；或癫疝而左尺偏长，是又宿疾留经，而非无病之脉也；或寒入经腑，六部细长不鼓，此非投以辛热，不能蠲除也。若细长而鼓，又须清解，灵变在

---

① 慨：原作"概"，据《轩岐救正论》改。
② 卫：《诊宗三昧》作"行"。

人耳。看得长脉，多有兼见，不得偏执为悉无病。但疾得此，终非死脉。老人两尺脉沉长滑实，寿可期颐，且征瓜瓞①之盛。若短脉不及本位，应指而回，不能满部，主病为内虚，为喘满气促，为胃气弱，为头腹疼。诸病见短难治，为真气不足，是又与长为霄壤之判。

◎ 短脉

短脉，尺寸俱短，而不及本位，不似小脉之三部皆小弱不振，伏脉之一部独伏匿不前也。《经》曰：短则气病。良由肾气厄塞②，不能条畅百脉，或因痰气食积，阻碍气道，所以脉见短涩促结之状。亦有阳③气不充而脉短者，《经》谓寸口脉中手短者，曰头痛是也。仲景曰：汗多重发汗，亡阳谵语，脉短者死，脉自和者不死。又：少阴脉不至，肾气绝，为尸厥；伤寒六七日，大下后，寸脉沉而迟，手足厥冷，下部脉不至，咽喉不利，唾脓血者，难治。戴同父曰：短脉只当责之于尺寸。若关中见短，是上不通寸为阳绝、下不通尺为阴绝矣。曷④知关部从无见短之理，昔人有以六部分隶而言者，殊失短脉之义。

---

① 瓜瓞［dié］：喻子孙繁衍，相继不绝。
② 厄塞：阻塞之意。
③ 阳：原作"伤"，据《诊宗三昧》改。
④ 曷：文言疑问代词。谁、什么。

◎ 紧脉

紧脉，形如转索无常，又如切绳，乃热为寒束之脉，故以①急数而不甚鼓。暴病见之，为腹痛身疼，寒客太阳，或主风痉痫症。在尺，阴冷腹疝；在关，心腹沉痛；在左紧盛，伤寒，在右紧盛，伤食。急而紧者，是遁尸；数而紧者，当主鬼击。紧数在表，为伤寒发热，为浑身筋骨疼痛、头痛项强，为嗽咳鼻塞，为瘴，为疟；沉紧在里，为心腹疼，为胸腹胀满，为中寒逆冷，为吐逆出食，为风痫反张，为痃癖，为泻利，为阴疝，女人为气逆经滞，小儿为惊风抽搐。若中恶浮紧、嗽咳沉紧，皆主死，此症与脉反也。又有如紧之脉，乃伤寒阴症绝阳，七日九日之间得此脉，仲景曰：脉见转索者即日死。盖紧本属病脉，而非死脉，但有新久之异，便有生死之分。不可不察。

紧为诸寒收引之象，亦有热因寒冻②而烦热拘急疼痛者，如太阳寒伤营证是也。然必人迎浮紧，乃为表证之确候。若气口盛紧，又为内伤饮食之兆，《金匮》所谓：脉紧、头痛，风寒、腹中有宿食也。而少阴经中，又有：病人脉阴阳俱紧，反汗出者，亡阳也，此属少阴，法当咽痛而复吐利。是谓紧反入里之征验。又：少阴病脉紧，至七八日，下利，而脉暴微，手足反温，脉紧又③去，为欲解也。虽烦热下利，必自愈，此即紧去人安之互辞。不可下脉证中，则有脉来阴阳俱紧，恶寒发热，则脉欲厥。厥者，脉初来大，渐渐小，更来渐渐大，是其

---

① 以：《轩岐救正论》作"似"字。
② 冻：《诊宗三昧》作"束"字。
③ 又：《诊宗三昧》作"反"字。

候也。此亦紧反入里之互辞。因误下而阳邪内陷，欲出不出，有此厥逆进退之象，故言欲厥。脉虽变，而紧状依然，非营卫离散、乍大乍小之比。而脉法中，复有寸口脉微，尺脉紧，其人虚损多汗，如阴常在，绝不见阳之例。可见紧之所在，皆阳气不到之处，故有是象。夫脉按之紧如弦，直上下行者痉；若伏坚者为阴痉。总皆经脉拘急，故有此象。若脉至如转索，而强急不和，是但紧无胃气也。岂堪尚引日乎？

◎散脉

散脉，举之浮散，按之则无，去来不明，漫无根蒂，不似虚脉之重按虽虚，而不至于散漫也。散为元气离散之象，故伤寒嗽逆上气，其脉散者死，谓其形损故也。可知散脉为必死之候。然形象不一，或如吹毛，或如散叶，或如悬雍，或如羹上肥，或如火薪然①，皆真散脉。见之必死，非虚大之比。《经》曰：代散则死。若病后大邪去，而热退身安，泄利止而浆粥入胃，或有可生者，又不当一②概论也。古人以代散为必死者，盖散为肾败之应，代为脾绝之兆。肾脉本沉，而按之不可得见，是先天资始之根本绝也；脾脉主信，而代脉去来必愆其期，是后天资始之根本绝也。故二脉独见，均为危亡之候；而二脉交见，尤为必死之征。

按：脉形本员敛，今散漫不收，似大而实非大，盖虚甚而四散者也。

---

① 然：通"燃"。
② 一：原作"以"，据《诊宗三昧》改。

◎ 弱脉

弱脉者，沉细而软，按之乃得，举之如无，不似微脉之按之欲绝，濡脉之按之若无，细脉之浮沉皆细也。弱为阳气衰微之候。夫浮以候阳，今取之如无，阳衰之明验也，故《伤寒》首言：弱为阴脉，即阳经见之，亦属阳气之衰。《经》言：寸口脉弱而迟，虚满不能食；寸口脉弱而缓，食卒不下，气填膈上。上二条一属胃寒，一属脾虚，故皆主乎饮食。又形作伤寒，其脉不弦紧而弱。太①阳中暍，身热，疼重，而脉微弱。可见脉弱无阳，必无实热之理，只宜辨析真阳之虚与胃气之虚，及夏月伤冷水、水行皮中所致②耳。在阴经见之，虽为合脉，然阳气衰微已极，非峻温峻补，良难春回寒谷也。惟血痹虚劳，久嗽失血，新产及老人久虚，脉宜微弱，然必弱而和滑，可卜胃气之未艾。若少壮暴病而见脉弱，咸非所宜。即证虚③脉弱而兼之以涩，为气血交败，其能荣爨下之薪乎？

◎ 濡脉

濡脉，虚软少力，应指虚细，如絮浮水面，轻手乍来，重手乍去，不似虚脉之虚大无力，微脉之微细如丝，弱脉之沉细软弱也。为中湿，为自汗，为冷，为痹。寸濡曰阳虚，关濡曰中虚，尺濡曰湿甚，为泄泻。濡为胃气不充之象，故内伤虚

---

① 太：原作"大"，据《诊宗三昧》改。
② 致：原作"至"，据《诊宗三昧》改。
③ 证虚：《诊宗三昧》作"血证虚证"。

劳、泄泻少食、自汗喘乏、精伤痿弱之人，脉虽濡软乏力，犹堪峻补峻温，不似阴虚脱血，纯见细数弦强，欲求濡弱，绝不可得也。盖濡脉之浮软，与虚脉相类，但虚则浮大，而濡则小弱也。濡脉之细小，与弱脉相类，但弱在沉分，而濡在浮分也。濡脉之软弱，与微脉相类，但微则欲绝，而濡则力微也。濡脉之无力，与散脉相类，但散则从大而按之则无，濡则从小而渐至无力也。夫从小而渐至无力，气虽不充，血犹未败；从大而按之则无，则气无所统，血已伤残，阴阳离散，将何所恃，而尚望其生乎？以此言之，则濡之与散，不啻霄壤矣。

◎芤脉

芤脉，浮大中空，按如葱管。芤为阳脉，凡浮豁长洪之属，皆其类也，为孤阳脱阴之候。为失血、脱血，为气无所归，为阳无所附，为阴虚发热，为头晕目眩，为惊悸怔忡，为喘急盗汗。芤虽阳脉，而阳实无根，总属大虚之候。《脉经》云：芤脉中空，故主失血。随其部位，以验所出：左寸呈芤，心主丧血；右寸呈芤，相传阴亡；芤入左关，肝血不藏；芤现右关，脾血不摄；左尺见芤，便红之咎；右尺若芤，火炎精漏。

按：太阳病有脉浮而紧、按之反芤，本虚，战汗而解者；暑病有弦细芤迟、血分受伤者。芤为失血之本脉。《经》云：脉至如搏，血温身热者死。详如搏二字，即是弦大，而按之则减也。又云：脉来悬钩，浮为常脉，言浮而中空，按之旁至，似乎微曲之状，虽有瘀积阻滞，而指下柔和，是知尚有胃气，故为失血之常脉。若弦强抟指，而血温身热，为真阴槁①竭，必死何疑。凡血脱脉芤，而有一部独弦，或带结促涩滞者，此为阳气不到，中挟邪虚之兆，是即瘀血所结处也。所以芤脉须辨②一部两部，或一手两手，而与攻补，方为合法。

◎ 微脉

微脉，纤细无神，柔弱之极，是为阴脉。凡细小虚濡之属，皆其类也，乃血气俱虚之候。为畏寒，为恐惧，为怯弱，为少气，为中虚，为胀满，为呕哕，为泄泻，为虚汗，为食不化，为腰腹疼痛，为伤精失血，为眩运③厥逆，此虽气血俱虚，而尤为元阳亏损，最是阴寒之候。《脉诀》云：左寸惊怯，右寸气促，左关寒挛，右关胃冷，左尺得微，髓竭精枯，右尺见微，阳衰命绝。学者当按部位以察病可也。

按：微脉轻取而如无，故曰"阳气衰"，重按之而如无，故曰"阴气竭"。长病得之，多不可救，谓其正气将绝也；卒病得之，或可生，谓其邪气不至深重也。

按：萦萦如蜘蛛丝者，仲景谓阳气之衰，当见中风卒倒而脉微、暑风卒倒而脉微，皆为虚风之象，其脉多兼沉缓。若中寒卒倒而脉微，为阴邪暴逆，所以微细欲绝也。而伤寒以尺寸俱微缓，为厥阴受病，病邪传至此经，不特正气之虚，邪亦向衰之际，是以俱虚，不似少阴之脉微细、但欲寐耳。详二经之

---

① 槁：原作"稿"，据《诊宗三昧》改。
② 辨：原脱，据《诊宗三昧》补。
③ 运：通"晕"。

脉，同一微也，而有阴尽复阳、阳去入阴之异。即太阳经之脉微，而有①发热恶寒、热多寒少、脉微为无阳者，有面有热色、邪未欲解而脉微者，有阴阳俱停、邪气不传、而脉反微者。若以微为虚象，不行攻发，何以通邪气之滞耶？必热除身安而脉微，方可为欲愈之机。若太阳症具，而见足冷尺微，反为下焦虚寒之验。可不建其中气，而行正发汗之例乎？

◎动脉

动乃数脉，见于关上下，无头尾，如豆大，厥厥②动摇。仲景曰：阴阳相抟名曰动。阳动则汗出，阴动则发热，形冷恶寒，此三焦伤也。主病为痛，为惊，为泄利，为亡精，为失血，虚者倾摇，胜者自安。此皆病③也。《脉法》云：右寸得动，自汗无疑；左寸得动，惊悸可断；左关拘挛；右关脾痛；左尺亡精；右尺火迅。是可按部位以察病也。又有平人而动者，《太素》④云：三部宽长是上贤，更于胆脉见长弦，豁然应指如龙动，翊赞明君万万年。又曰：肾部忽然动滑时，为官必定有迁移，更有⑤三部宽洪应，用意消详仔细推。《素问》曰：妇人⑥少阴脉动甚者，孕子也。是皆吉兆之脉也。

---

① 有：原脱，据《诊宗三昧》补。
② 厥厥：《轩岐救正论》作"忽忽"。
③ 病：《轩岐救正论》此字后多一"脉"字。
④ 《太素》：《黄帝内经太素》，隋代杨上善编注，是《黄帝内经》的一种早期传本的注本。
⑤ 有：《轩岐救正论》作看"字。
⑥ 人：此字后《轩岐救正论》多一"手"字。

◎伏脉

伏脉，深于沉，诊须推筋着骨，细寻方见。凡沉、微、细、脱之属，皆其类也。主寒凝经络脏腑，或霍乱吐泻、腹疼沉困，或宿食沉蓄，或老痰胶固，或厥逆重阴。散阳①温里，急宜着力。伤寒太阳初症得此，最为吉兆，故濒湖曰：伤寒一手脉伏曰单伏，两手脉伏曰双伏，不可以阳症见阴为诊，乃火邪内郁，不得发越，阳极似阴，故脉伏，必有大汗而解，正如久旱将雨，六合阴晦，雨后庶物皆苏之义。又有夹阴伤寒，先有伏阴在内，外复感寒，阴盛阳衰，四肢厥逆，六脉沉伏，须投姜②附及灸③关元，脉乃复出也。若太溪、冲阳皆无脉者，必死。以上皆正伏脉也。又有如伏之脉，乃病久阳阴两亏，脉见断续沉陷，或隐或见，真气随亡，岂初病消散之比乎？此乃脱脉，非伏脉也。至有暴惊、暴怒、暴厥，亦见沉伏，少待经尽气复，不治当自愈。若人年过四十以上，元气素虚，忽然昏聩，不省人事，此为类中风，而非真中风也。喉声曳锯，六脉沉伏，惟急治以三生饮加人参二两，亦有得生者。如遗尿，汗泄，口开目合，便不救矣。但诊此④脉与如伏脉，当兼察病因，庶免枉治。通一子云：如有如无，附骨乃见，此阴阳潜伏，阻隔闭塞之候，或火闭而伏，或寒闭而伏，或气闭而伏，为痛极，为霍乱，为疝瘕，为闭结，为气逆，为食滞，为忿怒，为

---

① 阳：《轩岐救正论》作"寒"字。
② 姜：原作"羌"，据《轩岐救正论》改。
③ 灸：原作"炙"，据《轩岐救正论》改。
④ 此：《轩岐救正论》此字后多一"伏"字。

厥逆、水气。凡伏脉之见，虽与沉微细脱者相类，而实有不同也。盖脉之伏者，以其本有如无，而一时隐蔽不见耳。此有胸腹痛极而伏者，有气逆于经、脉道不通而伏者，有偶因气脱、不相接续而伏者，然此必暴病暴逆者乃有之，调其气而脉自复矣。若此数种之外，其有积困延绵、脉本细微而渐至隐伏者，此自残灯将绝之兆，安得尚有所伏？常见庸人诊此，无论久暂虚实，动称伏脉，而破气通痰等剂，犹言任意，此恐其就道稽迟，而复行催牒耳。闻见略具，谅不至此。《脉法》云：伏脉为阳，受病入深，左寸血郁，左关肝滞而痛，右关寒凝水谷，左尺气疝，右尺火消，冬应部位，学者消息。

◎牢脉

牢脉，弦大而长，举之减少，按之实强，如弦缕之状，不似实脉之滑实流利，伏脉之匿伏涩难，革脉之按之中空也。为心腹疼痛，为疝癫癥瘕，为气短息促，为皮肤著肿①。叔微②云：牢则病气牢固，在虚证绝无此脉，惟湿痉拘急、寒邪暴逆、坚积内伏，乃有是脉。历考诸方，不出辛热开结、甘温助阳之治，庶有克敌之功。虽然，固垒在前，攻守非细，设更加之以食填中土，大气不得流转，变故在于须臾，可不为之密察乎？若以牢为内实，不问所以，而妄行迅扫，能无实实虚虚之咎哉？大抵牢为坚积内著，胃气竭绝，故诸家以为危殆之象云。

---

① 本段出自《诊宗三昧》，原书无"为心腹疼痛……皮肤著肿"句。
② 叔微：即许叔微，字知可，南宋医学家，著有《普济本事方》，又名《类证普济本事方》。

◎革脉

革脉，弦大而数，浮取强直，重按中空，如鼓皮之状，不似紧脉之按之劈劈①、弦脉之按之不移、牢脉之按之益坚也。为亡血，为失精，为半产崩漏，为胀满，为中风，为感湿。撄②宁生曰：革乃变革之象，虽失常度，而按之中空，未为真脏，故仲景厥阴例中，有下利肠鸣③，脉浮革者④，主以当归四逆汤。得非风行木末、扰动根株之候乎？又云：妇人则半产漏下，男子则亡血失精。《金匮》半产漏下，主以旋覆花汤。得非血室伤惫、中有瘀结未尽之治乎？其男子亡血失精，独无主治，云岐⑤补以十全大补，得非极劳伤精、填补其空之谓乎？是以长沙直以寒虚相抟例之。唯其寒，故柔和之气失焉；唯其虚，故中空之象见焉。岂以革浮属表，不顾肾气之内惫乎？

◎结脉

结脉，指下迟缓，中频见歇止，而少顷复来，不似代脉之动止不能自还也。结为阴邪固结之象。越人云：结甚则积甚，结微则气微。言结而少力，为正气本衰，虽有积聚，脉结

---

① 按之劈劈：《诊宗三昧》作"往来劲急"。

② 撄：原作"婴"，据《诊宗三昧》改。撄宁生即滑寿。

③ 《伤寒论》厥阴病篇载："手足逆冷，脉细欲绝者，当归四逆汤主之。"

④ 《伤寒论》不可下篇载："下利脉大者虚也，以强下之故也。设脉浮革，因而肠鸣者，与当归四逆汤主之。"

⑤ 云岐：张璧，金代医家，张元素之子，著有《脉谈》《云岐子脉法》《伤寒保命集》传世。

亦不甚也。而仲景有伤寒汗下不解、脉结代、心动悸者，有太阳病身黄、脉沉结、少腹硬满、小便不利、为无血者，一为津衰邪结，一为热结膀胱，皆虚中夹邪之候。凡寒饮死血、吐利腹痛、癫痫蛊积等气郁不调之病，多有结脉，暴见即宜辛温扶正，略兼散结开痰，脉结自退。尝见二三十至内有一至接续不上，每次皆然，而指下虚微，不似结促之状，此元气骤脱之故，峻用温补自复。如补益不应，终见危殆。若久病见此，尤非合脉。夫脉之歇止不常，须详指下有力无力、结之频与不频。若十余至或二三十至一歇，而纵指续续，重按频见，前后至数不齐者，皆经脉窒碍，阴阳偏阻所致。盖阴盛则结，阳盛则促，所以仲景皆为病脉。

◎ 促脉

促脉乃数而一止，此为阳极亡阴，主痰壅阴经、积留胃府，或主三焦郁火炎盛，或发狂斑，或生毒疽，五积停中，脉因为沮，最不宜于病后。若势进不已，则为可危。五积者，血、气、痰、饮、食也。若此得之新病，元气未败，不必深虑。但有如促之脉，或渐见于虚痨垂危之顷，死期可卜；或暴作于惊遑造次之候，气复自愈。脱阴见促，终非吉兆。肿胀见促，不交之否。促脉则亦有死者矣。《脉法》云：左寸见促，心火炎炎；右寸见促，肺鸣咯咯；左关血滞；右关食滞；左尺遗精；右尺热灼。可因部位而断病也。

按：促为阳邪内陷之象。《经》云：寸口脉中手上击者，曰肩背痛。观上击二字，则脉来搏指、热盛于经之义，朗然心目矣。而仲景太阳例有下之后脉促胸满者，有下之利遂不止而脉促者，有下之脉促不结胸者，有脉促手足厥冷者。上四条一为表未尽，一为并入阳明，一为邪去欲解，一为传①次厥阴，总以促为阳盛、里不服邪之明验。虽证见厥逆，只宜用灸以通阳，不宜四逆以回阳。明非虚寒之理，具见言外。所以温热发斑，瘀血发狂，及痰食凝滞，暴怒气逆，皆令脉促。设中虚无凝，必无歇止之脉也。

◎代脉

代脉，动而中止，不能自还，因而复动，名曰代阴，不似促结之虽见歇止，而复来有力也。代为元气不续之象。《经》云：代则气衰。在病后见之，未为死候。若气血骤损，元神不续，或七情太过，或颠仆重伤，或风家痛家，脉见止代，只为病脉。伤寒家有心悸脉代者，腹痛心疼有结涩止代不匀者。凡有痛之脉止歇，乃气血阻滞而然，不可以为准则也。若不因病，脉见止代，是一脏无气，他脏代之，真危亡之兆也。即因病脉代，亦须至数不匀者，犹或可生。若不满数至一代，每次皆如数而止，此必难治。《经》谓五十动不一代者，以为常也，以知五脏之期。予之短期者，乍疏乍数也。又云：数动一代者，病在阳之脉也。此则阳气竭尽无余之脉耳。所以或如雀啄，或如屋漏，或如弦绝，皆为②代脉，见之生理绝矣。惟妊娠恶阻，呕逆最剧者，恒见代脉。谷入既少，气血尽并于胎息，是以脉气不能接续。然亦二三月时有之，若至四月，胎已成形，当无歇止之脉矣。

---

① 传：原作"转"，据《诊宗三昧》改。
② 为：《诊宗三昧》作"真"。

◎疾脉

　　疾脉，呼吸之间，脉七八至，虽急疾而不实大，不似洪脉之既大且数，却无躁疾之形也。疾脉有阴阳寒热真假之异。如疾而按之益坚，乃亡阳无制、真阴垂绝之候；若疾而按之不鼓，又为阴邪暴虐、虚阳发露之征。当考先辈治按[①]，有伤寒面赤目赤，烦渴引饮而不能咽，东垣以姜、附、人参汗之而愈。又伤寒蓄热内盛，阳厥极深，脉疾至七八至以上，人皆误认阴毒，守真以黄连解毒汤治之而安。斯皆证治之明验也。凡温病大热燥渴，初时脉小，至五六日后，脉来躁疾，大颧发赤者死，谓其阴绝也。躁[②]疾皆为火象，《内经》有云：其有躁者在手。言手少阴、厥阴二经，俱属于火也。阴毒身如被杖，六脉沉细而疾，灸之不温者死，谓其阳绝也。然亦有热毒入于阴分而为阴毒者，脉必疾盛有力，不似阴寒之毒，虽疾而弦细乏力也。虚劳喘促声嘶，脉来数疾无伦，名曰行尸，《金匮》谓之厥阳独行，此真阴竭于下，孤阳亢于上也。惟疾而不躁，按之稍缓，方为热证之正脉。《脉法》所谓疾而洪大苦烦满，疾而沉细腹中痛；疾而不大不小，虽困可治，其有大小者，难治也。至若脉至如喘，脉至如数，得之暴厥暴惊者，待其气复自平。迨夫脉至浮合，浮合如数，一息十至以上，较之六数七疾八极更甚。得非虚阳外越[③]之兆也？

----

① 按：通"案"。
② 躁：原作"燥"，据《诊宗三昧》改。
③ 越：《诊宗三昧》作"骛"。

◎濡弱微细相类

　　濡脉极软，如水面浮绵，轻诊则得，重按无有。弱脉极软，重按乃得，轻诊无有。《脉学》云：浮脉如绵曰濡，沉脉如绵曰弱，浮而极细如绝曰微，沉而细极不断曰细。又曰：轻诊即见，重按如欲绝者，微也。往来如线而常有者，细也。仲景曰：脉瞥瞥如羹上肥者，阳气微；萦萦如蚕丝细者，阴气衰。此四脉虽形体不一，大较阴阳两亏，病从内得：或失精亡血，或泄汗伤湿，或气促心惊，或虚胀消瘅，或筋骨痿痹。老弱久病见之顺，少年春夏见之逆。治法皆宜调营益气、填精补髓、固脾健胃，急施拯救，方得全生。凡诊此脉，须察胃气多少预示吉凶，庶不召谤。

◎革牢不同

　　革脉如按鼓皮，主病为亡血遗精、半产崩漏、胀满中风、感湿诸症。牢脉似沉似伏，大而长，微弦。扁鹊曰：牢而长者肝也。仲景曰：寒则坚牢，有牢固之象。徐东皋云：沉而有力，动而不移，牢之体也。主病为心腹疼痛，疝癞癥瘕，为气短息促，为皮肤著肿，是革牢二脉，固判若天渊也。仲景曰：弦则为寒，芤则为虚，虚寒相抟，此名曰革。男子主亡血失精，女子主半产崩漏[①]。《脉经》曰：三部脉革，长病得之死，卒病得之生。濒湖曰：此则芤弦二脉相合，故均主失血之候。

---

① 崩漏：《轩岐救正论》作"漏下"。

诸脉书皆以为牢脉，故或有革无牢，有牢无革，混淆不辨，不知革浮牢沉，革虚牢实，形症皆异也。又牢为元气将绝者，凶。牢忌见阴虚失血之病，为虚病见实脉也。不可不辨。

◎牢实相类

牢脉沉而有力，动而不移，明主阴虚凝固之象也。若实脉，则浮沉皆得，大而且长，指下鼓击，息数往来，动而能移，乃主阳盛实热之病。脉体固依稀相似，而主病则已悬甚。均一动也，只争移与不移，此徐东皋独得牢脉之神，识超千古矣。及阅方书，谓洁古实脉而投姜附，此必非实脉，乃牢脉也。不容不细别之。

◎芤革不同

芤形如慈葱，两旁有，中央空。同父曰：脉行血①中，脉以血为形。芤脉中空，脱血之象也。革脉则形按如鼓皮。虽体不同，大抵主病，则皆失血亡阴之证。

◎芤虚散不同

虚脉迟大而软，按之无有，隐指豁豁然空。崔紫虚云：形大力薄，其虚可知，主伤暑怔忡、自汗惊悸、发热阴虚、腹胀、痿痹、遗精、便泄诸症。《经》曰：血虚脉虚。又曰：

---

① 脉行血：《轩岐救正论》作"营行脉"。

气来虚微为不及，病在内。又曰：久病脉虚者死。若芤脉则大如慈葱，与虚脉豁豁然空不同也。所谓散脉者，其形如杨花散漫，去来无定，息数难齐，无统纪，无束约，涣散不收，稍按便四散不聚，主病为溢饮，为血耗，为怔忡，为脱汗，为胕肿①。产妇得之生，妊妇得之坠，平人见之死。《难经》曰：散脉独见者危。柳氏曰：脉散为血气俱虚、根本脱离之脉。若两尺见之，魂断归冥。心脉洪大微散，肺脉浮涩微散，独此不妨耳。此散与虚异，而虚又与芤异也。

◎结代不同

结脉缓而一止，止无常数。代脉动而中止，不能自还，因而复动，止有常数。《脉学》云：数而时止名为促，缓止须将结脉呼，止不能回方是代，结生代死是殊途②。然代为气衰，固云死脉，而又宜于风家、痛极、孕妇、霍乱，是代亦有生者。至结脉虽为阴凝痰结、积聚、痛肿、瘕、疝诸病，每见脱血逢此，终不免于死者，是又不拘于常数。总之，结脉多生，代脉多死耳。濒湖曰：脉一息五至，肺心脾肝肾五脏之气皆足；五十动而一息，合大衍之数，谓之平脉。反此则止乃见焉。肾气不能至，则四十动而一息；肝气不能至，则三十动一息。盖一脏之气衰，而他③脏之气代至也。滑伯仁曰：若无病④羸瘦而

---

① 肿：《轩岐救正论》此字后多一"胕"字。
② 途：原作"涂"，据《轩岐救正论》改。
③ 他：《轩岐救正论》作"代"字。
④ 病：原脱，据《轩岐救正论》补。

脉代者，危脉也。有病而气血乍损，气不能续者，只为病脉。伤寒，心悸脉代者，复脉汤主之。妊娠脉代者，其胎百日。代之生死，不可不辨。旧以数来一止为促，促者为热，为阳极；缓来一止为结，结者为寒，为阴极。通为血凝气滞，为食停，为痰结，为积聚，为癥瘕，为七情郁结。浮结为寒邪在经，沉结为积聚在内，此故结促之旧说矣。然以予之验，则促类数也，未必热。结类缓也，未必寒。但见中止者，总是结脉，多由血气渐衰，精力不继，所以断而复续，续而后断。常见久病者多有之，虚劳者多有之，或误用攻击消伐者亦有之。但缓而结者为阳虚，数而结者为阴虚。缓者犹可，数者更剧。此可以结之微甚，察元气之消长，最显最切者也。至如留滞郁结等病，本亦此脉之证应，然必其形强气实，而举按有力，此多因郁滞者也。又有无病而一生脉结者，此其气禀之异常，无足怪也。舍此之外，凡病有不退而渐见脉结者，此必血气衰残、首尾不继之候，速宜培本，不得妄认为留滞。

◎代脉有二

代为气衰，固止有常度，此死脉也。《经》又云：黄脉代①，此盖指脾脉而应乎四时，遇春得胃气而兼见微弦，遇夏得胃气而兼见微洪，秋而微浮，冬而兼见微石。此乃四时更代之代，而非死脉之代。此代之义，不可不知。

---

① 黄脉代：《灵枢·邪气脏腑病形篇》曰，黄者，其脉代。

◎附小大清浊四脉

大脉者，应指满溢，倍于寻常，不似长脉之但长不大，洪脉之既大且数也。大脉有阴阳虚实之异。《经》云大则病进，是指实大而言。仲景以大则为虚者，乃盛大少力之谓。然亦有下利脉大者为未止，是又以积滞未尽而言，非大则为虚之谓也。有六脉俱大者，阴不足，阳有余也。有偏大于左者，邪盛于经也；偏大于右者，热盛于内也。亦有诸脉皆小，中有一部独大也；诸脉皆大，中有一部独小者，便以其部断其病之虚实。且有素禀六阳，或有一手偏旺偏衰者，又不当病论也。凡大而数盛有力，皆为实热，如人迎气口①大紧以浮者，其病益甚在外。气口②微大，名曰平人。其脉大坚以涩者，胀。乳子中风热，喘鸣肩息者，脉实大而缓则生，急则死。乳子是指产后乳哺子而言，非婴儿也。产后脉宜缓③小，最忌实大。今证见喘鸣肩息，为邪气暴逆，又须实大而缓，方与证合；若实大急强，为邪胜正衰，去生远矣。此与乳子而病热，脉弦小，手足温则生，似乎相左，而实互相发明也。伤寒热病，谵语烦渴，脉来实大，虽剧可治；得汗后热不止，脉反实大躁疾者死。温病大热不得汗，脉大数急强者死，细小虚涩者亦死。厥阴病下利，脉大者虚，以其强下之也。阴证反大发热，脉虚大无力，乃脉症之变。内伤④元气不足，发热脉大而虚，为脉证之常。虚劳

---

① 口：原脱，据《诊宗三昧》补。
② 气口：原作"口气"，据《诊宗三昧》改。
③ 缓：《诊宗三昧》作"悬"。
④ 伤：《诊宗三昧》作"证"。

脉大，为血虚气衰。《金匮》云：男子平人脉大为劳。气有余便是火也。所以瘦人胸中多气而脉大，病久气衰而脉大，总为阴阳离绝之候，孰为大属有余，而可恣行攻伐哉？若脉见乍大乍小，为元神无主，随邪气之鼓动，可不慎而漫①投汤液耶？

◎ 小脉

小脉者，三部皆小，而指下显然，不似微脉之微弱依稀，细脉之微细如发，弱脉之软弱不前，短脉之首尾不及也。夫脉之小弱，虽为元气不足，若小而按之不衰，久按有力，又为实热固结之象，总由正气不充，不能鼓搏热势于外，所以隐隐略见滑热之状于内也。设小而证见热邪亢盛，则为证脉相反之兆。亦有平人六脉皆阴，或一手偏小者。若因病而脉损小，又当随所见部分而为调适机用，不可不活也。假若小弱见于人迎，胃②气衰也；见于气口，脾胃弱也；见于寸口，阳不足也；见于尺内，阴不足也。凡病后脉见小弱，正气虽虚，邪气亦退，故为向③愈。设小而兼之以滑实伏匿，得非实热内蕴之征乎？《经》云：切其脉口滑小紧以沉者，病益甚在中。又云：温病大热而脉反④细小，手足逆者死。乳子而病热，脉悬小，手足温则生，寒则死。此条与乳子中风热互发，言脉虽实大，

---

① 漫：原作"慢"，据《诊宗三昧》改。
② 胃：《诊宗三昧》作"卫"。
③ 向：原作"内"，据《诊宗三昧》改。
④ 反：原作"皮"，据《诊宗三昧》改。

不至急强，脉虽悬小，四肢不逆，可卜胃气之未艾。若脉失冲和，阳竭四末，神丹奚济？非特主产后而言，即妊娠亦不出于是也。婴儿病赤瓣飧泄，脉小，手足寒，难已；脉小，手足温，泄易已。腹痛，脉细小而迟者易治；坚大而急者难治。洞泄食不化，脉微小流连者生；坚急者死。谛观诸义，则病脉之逆从，可默悟矣。而显微又言：前大后小，则头痛目眩；前小后大，则胸满短气。即仲景来微去大之变辞①，"虚中挟实"之旨②，和盘托出矣。

◎清脉

清脉者，轻清缓滑，流利有神，似小弱而非微细之形，不似虚弱之不胜寻按、微脉之软弱依稀、缓脉之阿阿迟纵、弱脉之沉细软弱也。清为气血平调之候。《经》云：受气者清。平人脉清虚和缓，生无险阻之虞。如左手清虚和缓，定主清贵仁慈；若清虚流利者，有刚决权变也。清虚中有一种弦小坚实，其人必机械峻刻。右清虚和缓，定然富厚安闲；若清虚流利，则富而好礼；清虚中有种枯涩少神，其人虽丰，目下必不适意。寸口清虚，洵为名裔，又③主聪慧；尺脉清虚，端获良嗣，亦为寿征。若寸关俱清，而尺中蹇涩，或偏小偏大，皆主晚景不丰及艰子嗣。似清虚而按之滑盛者，此清中带浊，外廉内贪之应也。若有病而脉清楚，虽剧无害，清虚少神，即宜温补，

---

① 辞：原脱，据《诊宗三昧》补。

② 旨：原作"指"，据《诊宗三昧》改。

③ 又：原作"有"，据《诊宗三昧》改。

以助真元。若其人脉素清虚，虽有客邪壮热，脉亦不能鼓盛，不可以为证实脉虚，而失于攻发也。

◎浊脉①

浊脉者，重浊洪盛，腾涌满指，浮沉滑实有力，不似洪脉之按之软阔②，实脉之举之减小，滑脉之往来流利，紧脉之转索无常也。浊为禀赋昏浊之象。《经》云：受谷者浊。平人脉重浊洪盛，垂老不得安闲。如左手脉重浊，实③属污下；右手重浊，可卜庸愚。寸口重浊，家世卑微；尺脉重浊，子性④卤莽⑤。若重浊中有种滑利之象，家道富饶；浊而兼蹇涩之状，或偏盛偏衰，不享安康，又主天枉。似重浊而按之和缓，此浊中兼清，外圆内方之应也。大约力役劳动之人，动辄劳其筋骨，脉之重浊，势所必然。至于市井之徒，拱手曳裾，脉之重浊者，此非天性使然欤？若平素不甚重浊，因病鼓盛者，急宜攻发以开泄其邪；若平昔重浊，因病而得蹇涩之脉，此气血凝滞、痰涎胶固之兆，不当以平时⑥涩浊论也。

---

① 此段参考自徐大椿《洄溪脉学·浊脉》。
② 软阔：洪脉来盛去稍减，软阔谓其去时脉势减弱，脉宽散漫。
③ 实：《诊宗三昧》作"定"。
④ 性：原作"姓"，据《洄溪脉学》改。
⑤ 卤莽：同"鲁莽"。
⑥ 时：原作"昔"，据《诊宗三昧》改。

《脉如》卷之下

◎ 七情脉

七情之脉，内伤五志，喜则脉缓，悲则脉紧[①]，忧涩，思结，恐沉，惊动，怒急。七情脉，宜先审而处治。喜则伤心脉必虚，思则伤脾结中居，因忧伤肺脉必涩，怒气伤肝脉见濡，恐伤于肾脉沉是，缓惊伤胆动相胥，脉紧因悲伤心络，七情气口内因之。

脉来虚散，喜伤心也；结滞，思伤脾也；沉涩，忧伤气也；紧促，悲伤肺也；弦激，怒伤肝也；沉弱，恐伤肾也；动摇，惊伤胆也。此内淫所夺，脉见其情，但当平补者也。

凡此内伤七情之脉，浅者惟气口紧盛而已，深者必审何部相应，何脏传次，何脏相克。克脉胜而本脏脉脱者，死。噫，七情为患如此，人可不知所自养哉？

---

① 则脉紧：此三字，《轩岐救正论》作"短"字。

◎六淫

紧则伤寒肾不移，虚因伤暑向心推。涩缘伤燥烦观肺，细缓伤湿更看脾。浮则伤风肝部应，弱为伤热察心知。外因但把人迎审，细别六淫皆可医。

脉来浮缓则伤风，病在卫；弦紧则伤寒，病在营；虚弱则伤暑，病在气；沉缓则伤湿，病在内；涩则伤燥，病在血；虚数则伤热，病在皮毛。此外邪所干，脉见其情，但当解散者也。

凡此外感六淫之脉，轻者惟人迎紧盛，或各部单见而已；重则各部与人迎相应，其传变与伤寒参看。

◎不内外因脉

劳神役虑定伤心，虚涩之中仔细寻。劳役阴阳每伤肾，须从脉紧看来因。房帏任意伤心络，微涩之中细忖度。疲剧筋痛要伤肝，仔细思量脉弦弱。饮食饥饱并伤脾，未可轻将一例推，饥者缓弦当别议，若然滑实饱无疑。叫呼伤气须损肺，燥弱脉中岂能避。不内外因乃如是，气口人迎皆无与。气口人迎俱系紧，夹食伤寒兼理治；气口人迎若过盛，内关外格详经义。先贤又恐脉流传，取诸杂症乃全备。

脉来细数弦滑则伤食，短涩实疾则伤食，沉数顶指则冷积，弦数弱大则劳倦极也，微弱伏数则色欲过也，沉伏滞涩抑郁甚也。此正气之所夺，脉见其情，但当调治者也。

凡二十八种脉形，从其部位所见，但与人迎相应者，则为外感；与气口相应者，则为内伤。其病症则与诸脉主病相同。

◎七独脉

　　愚按：《经》云，独小者病，独大者病，独疾者病，独迟者病，独热者病，独寒者病，独陷下者病，此为七独脉，而即七诊之义。谓脉失其常候，非吉兆也。《经》曰：七诊虽见，九候皆从者不死。所言不死者，风气之病及月经[1]之病，似七诊之义而非也，故言不死。释谓：风者，阳病，故偶感于风，而阳分之脉或大或疾。经者，常期也，或适值失血，而阴分之脉或小或迟，或见陷下。此皆似七诊之脉，而实非也，皆不可以言死，但非此而得七诊之脉则凶。《经》云：若有七诊之病，其脉候亦败者，死矣，必发哕噫。此承上文而言，风气、月经之病，本非七诊之类，若其果系脉息证候之败者，又非不死之比。然其死也，必发哕噫。盖哕出于胃，土气败也；噫出于心，阴邪胜也。可见脉证须要相应而有胃气，虽属近死之病，而亦不死。若其脉证俱败，即非七诊之病，而又不免于死也。

◎七独论

　　按：此"独"字，乃轩岐示人以察病之秘旨[2]也。但既云"独大"，则有独小者矣；既云"独小"，则有独大者矣；既云"独疾"，则有独迟者矣；既云"独迟"，则有独疾者矣。有大有小，有疾有迟，将以何者为病乎？须知以胃气为主。小者和缓，则大者病；大者和缓，则小者病，圆活在人。推之

---

[1]　月经：《轩岐救正论》作"经月"。

[2]　旨：原作"指"，当为"旨"之讹。

疾迟寒热陷下，莫不皆然。诊家纲领，莫切于此。今撮通一子《独论》于后，学者细心潜会也。

通一子云：脉义之见于诸家者，六经有序也，脏象有位也，三部九候有则也。昭然若此，而临症仍是望洋莫测，患在不得其独耳。兹姑以部位言之，则无不曰心肝肾居左之三部，脾肺命居右之三部，而按部以索脏，按脏以索病，咸谓病无遁情矣。乃索部位者，审之寸，则似病在心肺也；审之关，则似病在肝脾也；审之尺，又似病在两肾也。既①无无脉之部，又无无病之脉，而病果安在哉？孰非孰是，此难言也。再察其病情，则有如头痛者，一证耳，病本在上，两寸其应也；若以经脏言之，则少阳阳明之痛，不应在两关乎？太阳之痛，不应在两②尺乎？上下无分，此难言也。又如淋遗，一证耳，病本在下，尺中所主也，若以气有不摄③，病在右寸矣；神有不固，病在左寸矣。流源无辨，此难言矣。诸如此类，百病皆然。使必欲以部位言，则上下相关，有不可泥也；使必欲以经脏言，则承制相移，不可执也。绘难尽神，无弗然矣。故善为脉者，贵在察神，不在察形。察形者，形千形万，不得其要；察神者，惟一惟精，独见其真也。独之为义，有部位之独也，有脏气之独也，有脉体之独也。部位之独者，谓诸部无恙，惟此处稍乖，乖处藏奸，此其独也。脏气之独者，不得以部位为拘也，如见诸洪者，皆是心脉，见诸弦者，皆是肝脉，肺之浮，脾之缓，肾之石。五脏之中，各有五脉，五脉互见，独乖者病。乖

---

① 既：原作"即"，据《景岳全书》改。
② 两：《景岳全书》作"左"。
③ 抧：古同"摄"。《景岳全书》作"摄"。

而强者，即本脏之有余；乖而弱者，即本脏之不足。此脏气之独也。脉体之独者，如《经》所云：独大者病，独小者病，独疾者病，独迟者病，独热者病，独寒者病，独陷下者病。此脉体之独也。总之三者，独义见矣。夫既谓之独，何以有三？而不知三者之独，亦总归于独大、独小、独疾、独迟之类，但得其一，而即见病之本矣。《经》曰：得一之精，以知生死。此之谓也。

◎ 妊娠脉

妇人之脉，以血为本，血旺易胎，气旺难孕。少阴动甚，谓之有子，尺脉滑利，妊娠可喜。身虽有病，却无邪脉，亦为任①子。滑疾不散，胎必三月；但疾不散，五月可别。左疾为男，右疾为女。女腹如箕，男腹如釜。欲产之脉，其至离经，水下乃产，未下勿惊。新产之脉，缓滑②吉，实大弦牢，有证则逆。

◎ 经期脉

凡妇人脉软如常，虽月经或前或后，或多或少，或一月未来者，亦不成经病。若肾脉微涩与浮，或肝脉沉急，或尺脉滑而断绝不匀，皆经闭不调之候。寸关如常，尺绝不至，或至而弱小者，主小腹肠胃有积，痛上抢心，月水不利。若沉缓而下虚，来多要妨。尺脉微迟为居经。月水三月一下，加以寸关微涩，虽来亦不多，后必不通，堕胎及产多者常有之，谓之血

---

① 任：文意不符，为"妊"之讹。
② 滑：《轩岐救正论》此字后多一"为"字。

枯。脉浮且紧，少阴见之，疝瘕内隐；至于崩中漏下，少阴脉必浮动；若少阴数滑，气淋阴疮；少阴脉弦，阴痛阳挺；若得革脉，半产漏下。妇人带下，脉浮，恶寒、漏下者不治。新产伤阴，出血不止，尺脉不能上关者死。若妇人无病，尺脉微弱而涩，少腹冷，恶寒，年少得之为无子，年大得之为绝产。凡妇人有孕，最忌脉弦，后必大下，不成胎也。至若心肝二部脉长而溢上鱼际者，为思男不遂。右尺偏旺，而兼肝脉数，火动好色之人。乍浮乍沉乍疾乍迟，稍带虚散而数，问无别症者，与人期约私会也。

◎ 反关脉

病人平素无正取脉，覆手取之，此反关脉也，诊断与正取同。书云：左手反关者贵，右手反关者富，此其赋自先天而然，非病脉也。若平素有病，因病而反者，阴阳错乱也，宜和其阴阳。若得恶脉，更覆手取之，若与正取同，此元气衰微，必难治。更有覆正俱无脉，细寻却在手臂鼠肉之上者，亦反关之类也，但此脉已无常，似难凭脉，必须察病证何如，元气何如，形强症轻，不妨施治。若病症凶恶，元气不支，势必难疗，必合四诊，方为万全也。

◎ 六绝脉

冲阳绝，死不治。足阳明胃经脉，在足大指彼陷中，有动脉应指是也。尺泽绝，死不治。手太阴肺经脉，在手臂曲纹陷中，有动应指是也。天府绝，死不治。手太阴肺经脉，在手臂内肩颙下，有动脉应指是也。太冲脉绝，死不治。足厥阴肝经脉，在足内大指后二寸，动脉应指是也。神门绝，死不治。手少阴心经脉，在掌内侧，有动脉应指是也。太豀①脉绝，死不治。足少阴肾经脉，在足内踝骨下，有动脉应指是也。

◎阴阳乘伏论

问曰：脉有阴阳，何谓也？答曰：凡脉浮大数动滑，此名为阳也，沉涩弱弦微，此名为阴也。阴病见阳脉者生，阳病见阴脉者死。又曰：诸阳浮数为乘腑，诸阴迟涩为乘脏。《九难》曰：数者腑也，迟者脏也，数则为热，迟则为寒。诸阳为热，诸阴为寒，故以别知脏府之腑也。愚谓脉之阳阴，非止一端，浮、数、实、大、洪、长、紧、促、动，九脉为阳；沉、迟、虚、涩、短、微、濡、缓、细、弱、结、代、伏、散，十四脉为阴；滑、革、芤、弦，四脉为阳中阴；牢为阴中阳。寸部得阳脉，阳中之阳也，又谓之重阳。尺部得阴脉，阴中之阴也，又谓之重阴。寸部得阴脉，为阳中之阴，阴乘阳也，又谓之伏阴。尺部得阳脉，为阴中之阳，阳乘阴也，又谓之伏阳。以理推之，谓之乘阳、乘阴则可，谓之重阳、重阴则不可。即寸阳寸阴，亦病之常事。若一人病而得寸阳尺阴，亦谓之重阳重阴乎？无是理也。故必尺寸皆阳，故谓之重阳，尺寸皆阴，故谓之重阴，方见的当。所以尺绝为脱阴，寸绝为脱阳，尺寸俱绝为脱阳脱阴。吴昆又以浮取无脉为脱阳，沉取

---

① 豀：文意不符，当为"谿"之讹。

无脉为脱阴，浮沉俱无为脱阴脱阳，亦即此义。更有要者，诊脉之道，不问脉之浮沉大小，总以有力无力分虚实，有神无神定生死。有力有神，阳也；无力无神，既为阴矣。学者当识此意，方无谬妄。愚又为之推广曰：浮而细者，即为阴矣，浮而大者为阳，细而数者阴中之阳，大而迟者为阳中之阴，沉微、沉迟、沉涩、沉弱为阴中之阴，浮大、浮洪为阳中之阳，是有变化在人矣。《难经》曰：浮之损小，沉之实大，曰阴盛阳衰；沉之损小，浮之实大，曰阳盛阴衰。如数居左寸，热也，沉则心热，浮则绝，络热。迟居左尺，寒也，沉则肾寒，浮则膀胱寒，此以浮沉分阴阳也。来疾去徐，为上实下虚；来徐去疾，为上虚下实，此以去来分阴阳也。关前为阳之动脉，法当九分而浮；关后为阴之动脉，法当一分而沉，此又以部位分阴阳也。此阴阳之大法也。

◎ 无脉候

无脉之候，所因不一。久病无脉，气绝者死。暴病无脉，气郁可治。伤寒痛风，痰积经闭，忧惊折伤，关格吐利，气运不应，斯皆勿忌。

◎ 胜负扶抑论[①]

概论不胜，春弦涩欺，涩弦气少。病作秋时，无弦春病，无气死推。更有兼其所胜，春弦而缓相持，气多为平，气少长

---

① 论：《轩岐救正论》作"脉"字。

夏为病，无弦春病，无气可知死期。春弦钩扶易愈，春弦滑抑退迟。胜负扶抑，例举可知。

◎脉从病反

《经》曰：脉从而病反，其诊何如？曰：脉至而从，按之不鼓，诸阳皆然。脉至而从者，阳症见阳脉也。然使①按之无力，不能鼓指，则脉虽浮大，便非阳症，不可作热治。凡诸脉之似阳非阳者，皆然也。曰：诸阴之反，其脉何如？曰：脉至而从，按之鼓甚②盛也。阴症阴脉从矣。然鼓指有力，亦非阴症。凡脉从阴阳，病易已，谓阳症得阳脉，阴症得阴脉也。若逆阴阳，病难已。

◎脉症相③反

脉症似反非反，因之而变无伤。极实而有羸状，寒湿痉脉沉细。极虚而有盛候，脉虚大而无常。病虚脉细，因服寒凉而搏指；阴虚出汗，误服参芪而脉强。伤寒粪秘，脉迟胃实，宜下。痛风兼秘何妨？

---

① 然使：《景岳全书·脉神章》作"但"字。本条与《景岳全书·脉神章》相应内容基本相同，但次序和文字有改动。
② 甚：《景岳全书·脉神章》此字后多一"而"字，原句出自《素问·至真要大论》，亦有"而"字。
③ 相：《轩岐救正论》作"似"字。

◎禀常各异脉论

人之禀质，各有不同，而脉应之。如血气盛则脉盛，血气衰则脉衰，血气热则脉数，血气寒则脉迟，血气微则脉弱，血气平则脉和。长人脉长，短人脉短；性急人脉急，性缓人脉缓；肥人脉沉，瘦人脉浮；寡妇、室女脉濡弱，婴儿、稚子脉急数；老人脉弱，壮人脉旺；男人寸旺尺弱，女子尺旺寸弱。又有六脉小细同等，谓之六阴；洪大同等，谓之六阳。至于酒后之脉数大，饭后之脉洪缓，久饥脉空，远行脉疾，临诊者皆当详察。

又无病之人，左手弱，右手强，是血虚；右弱左强，是气虚；左右俱弱，是气血两虚。有病之人，左大右小，是外感；右大左小，是内伤。男子尺脉虚数，而寸脉浮微，为痨；女子寸脉虚数，而尺脉沉微，为痨。男子久病，右手强则生，弱则死；女子久病，左脉强则生，弱则死。凡邪盛脉大，医能使之小，正虚脉小，医能使之大，皆效也。西池先生曰："浮沉有得之禀赋者，趾高气扬脉多浮，镇静沉潜脉多沉。又肥人脉沉，瘦人脉浮也。有变于时令者，春夏气升则脉浮，秋冬气降则脉沉也。有因病而致者，病在上、在表、在腑，则脉浮，在下、在里、在脏，则脉沉也。推之迟数滑涩，大小长短，虚实紧缓，莫不皆然。性紧燥者脉多数，性宽缓者脉多迟，此得之禀赋也。晴燠则脉躁①，阴寒则脉静。此变于时令也。至于应病，亦如之矣。富贵则脉流畅，贫贱则脉涩滞，此禀赋也。

---

① 躁：原文为"燥"，音近之讹，径改。

肝脉属春则微滑，肺脉属秋则微涩，此时令也。至于应病，则主乎气血之通塞耳。筋现则脉长，筋隐则脉短，亦禀赋也。春长秋短，此时令也。邪气长则长，正气短则短，亦因病而变也。六阴六阳大小，得之禀赋也。时当生长则脉大，时当收敛则脉小，此时令也。邪有余则脉大，正不足则脉小也，此应病也。肉坚实者脉多实，虚抛者脉多虚，此虚实得之禀赋也。春夏发泄，虽大而有虚象，秋冬敛藏，虽小而有实形，此变于时令也。若因病而异，则大而实，小而虚者，可验正邪之主病；大而虚，小而实者，可验阴阳之偏枯。至于紧缓得于生成者，皮肤绷急者，脉多紧，宽松者，脉多缓也。变于时令者，天气严凝，则筋脉收引，天气暄热而筋脉弛纵也。有因病而见者，或外感风寒，或内伤生冷，寒胜故脉收引而紧急有力；或热或温，筋脉纵弛，故软弱无力也。

◎色脉生克论

《经》言见其色而不得其脉，反得相胜之脉者死，得相生之脉者病，即自已色之与脉，当参相应者。色青其脉当弦而急，色赤其脉当浮大而散，色黄其脉当中缓而大，色白其脉当浮而短，色黑其脉当沉濡而滑，此色之与脉，当参相应也。色青其脉浮涩而短，为肺金克肝木，脉胜色也；大而缓，为肝木克脾土，色胜脉也；浮大而散，为肝木生心火，色生脉也；小而滑，为肾水生肝木，脉生色也。

色赤而脉沉小而滑，为肾水克心火，脉胜色也；浮涩而短，心火克肺金，色胜脉也；中缓而大，为心火生脾土，色生脉也；弦而急，肝木生心火，脉生色也。

色黄其脉弦而急，肝木克脾土，脉胜色也；沉濡而滑，脾土克肾水，色胜脉也；浮涩而短，脾土生肺金，色生脉也；浮大而散，心火生脾土，脉生色也。

色白其脉浮大而散，心火克肺金，脉胜色也；弦而急，肺金克肝木，色胜脉也；若沉小而滑，肺金生肾水，色生脉也；中缓而大，脾土生肺金，脉生色也。

色黑其脉中缓而大，脾土克肾水，脉胜色也；浮大而散，肾水克心火，色胜脉也；若弦而急，肾水生肝木，色生脉也；浮涩而短，肺金生肾水，脉生色也。此色脉之相生相胜，可以验生死者也。然犹有要焉：色克脉者，其死速；脉克色者其死迟；色生脉者，其愈速；脉生色者，其愈迟。故曰：能合色脉，可万全。

◎ 新久宜忌

《经》曰：脉小而涩，是为久病；脉浮以滑，谓之新病。暴病脉浮洪数实者，顺；久病脉来微缓软弱者，顺；反此者逆。久病忌数脉，暴病而见形脱脉、脱者死。外感之脉多有余，忌见阴脉；内伤之脉多不足，忌见阳脉。此大法也。

◎ 从舍论

治病之法，有舍证从脉者，有舍脉从证者，何也？盖有阳证见阴脉、阴证见阳脉，有证虚脉实、脉虚证实者，此阴彼阳、此实彼虚，须细辨之。大都证实脉虚，必假实证也；脉实证虚，必假实脉也。夫外虽烦热，而脉见微弱者，必火虚也；

腹虽胀满，而脉见微弱，必胃虚也，此宜从脉不从证也。有本无烦热，而脉见洪数，非火邪也；本无胀滞，而脉见弦强，非内实也，此宜从证不从脉也。虽真实假虚，非曰必无，但轻者可从证，重者必从脉，方为切当。

◎脉病异同[1]

凡人有病同而脉异者，如六淫七情八风九气，一时之病，大率相似，而所见之证亦多相类，但人禀有旺衰之不同，且有内戕神志，外役形体，种种悬殊，脉象岂能如一？如失血证，有脉浮大而芤者，有小弱而数者，伤胃及脏之不同也。气虚证，脉有气口虚大而涩者，有气口细小而弱者，劳伤与脱泄之不同也。至于病异而脉同者，内伤夹外感，阳症夹阴证[2]，虚中有实结，新邪夹旧邪，表里交错，为患不一。而脉之所现，不离阴阳[3]虚实之机，其细微见证，安得尽显于指下哉？如太阳中风与瘫痪不仁，脉皆浮缓，一为暴感之邪，一为久虚之病。又虚劳骨蒸，病疟寒热，关尺皆弦紧，一为肾脏阳虚，一为少阳邪盛。又如上鱼际脉，遗尿有此脉，逆气喘息亦有此脉。又曰：脉紧而长过寸口者注病，女人欲男不遂，亦有此脉，使非参以脉证，必遇长桑君，饮以上池水，乃能视垣一方之人也。

---

① 本节"又如上鱼际脉"之前的内容源自《诊宗三昧》，有节略。

② 证：《诊宗三昧》作"寒"。

③ 阳：此字后《诊宗三昧》多"寒热"二字。

◎大肉脱去九候虽调者死

此示人以脉合形也。脾属土，为万物之母，脾主肌肉。大肉脱去，则脾败于内，根本绝矣，故九候虽调，犹不免死，况不调乎？常见久病及虚损，形肉俱脱，脉来虽似和缓，方多不治。盖迁延日久，客病无矣。元阳亏极，火气微矣，虽无六淫攻袭之苦，然血气断难恢复，几希一线牵带未完，故脉疾徐得次，虽似和缓，实无神也。《经》曰：大肉脱去，九候虽调者死。正此谓也。

◎七诊虽见九候皆从者不死

此又示人以脉理变通，不可一途而取也。七脉皆恶脉，今论其不死者，如六甲之旺脉，似七诊而非七诊也。又如司天之脉不应，乃气运之天和脉，而非七诊也。从者谓顺四时五行而为之迁变，又安得谓之死哉？通隐①子又以风病及月经病似七诊而非七诊，故不死，载在《七独脉》内，参阅之，可以定脉理之变通矣。

◎死脉

《玉机真脏》篇曰：五脏受气于其所生，传之于其所胜，气舍于其所生，死于其所不胜。病之且死，必先传行至其所不

---

① 隐：据上下文当为"一"，音近之讹，通一子即为张景岳。

胜乃死，此气之逆行也，故死。肝受气于心，传之于脾气，舍于肾，至肺乃死；心受气于脾，传之于肺气，舍于肝，至肾而死；脾受气于肺，传之于肾气，舍于心，至肝而死；肺受气于肾，传之于肝气，舍于脾，至心乃死；肾受气于肝，传之于心气，舍于肺，至脾乃死。此皆逆死也。一日一夜五分之，所以占生死之早暮也。

　　大骨枯槁（肾败①），大肉陷下（脾败），胸中气满，喘息不便，内痛引肩项（心败），期一月死，真脏见，乃予之期日（克贼之日）。大骨枯槁，大肉陷下，胸中气满，喘息不便，内痛引肩项，身热，脱肉破䐃（阴气去），真脏见，十日之内死。大骨枯槁，大肉陷下，肩髓内消，动作益衰（败竭已兆），真脏未见，期一岁死。大骨枯槁，大肉陷下，胸中气满，心中不便，肩项身热，破䐃肉脱，目眶陷（精脱），真脏见，目不见人（气已去），立死；其见人者，至于其所不胜之时死。

　　急虚身中卒至，五脏绝闭，脉道不通，气不往来，譬于堕溺，不可为期。其脉绝不来，若人一息五六至（脏气绝而命尽），其形肉不脱，真脏虽不见，犹死也。三部九候皆相失者死，上下左右之脉相应，如参舂者病甚（阳极之脉），上下左右之脉相失，不可数者死（以至数言）。中部之候虽独调（两手脉），众脏相失者死（头手脉）。中部之候相减者死（减于土）。目眶内陷者死（下一部阳精脱）。

　　肉脱（脾败）身不去者（肾败）死，乍数乍疏者（气脉乱）死。真脏脉见胜者死。形气相得者生，三五不调者病，形肉已

---

　① 本节小字均为旁注，以括号表示。

脱，九候虽调，犹死；脉无胃曰逆，逆则死。

肝见庚辛死；心见壬癸死；肺见丙丁死；肾见戊己死；脾见甲乙死。浑浑革（坚硬）至如涌泉（在序），病进而色弊，绵绵（如泻漆）其去如悬绝（如弓弦）者死。

脉忽来忽去，暂止复来者死；脉中侈者死；脉分绝者死；三部脉如釜中汤沸，朝得暮死；九候之脉皆沉细悬绝者（阴尽而死）为阴，主冬，故以夜半（一①日之冬）死；盛躁喘数者为阳（阳极必死），主夏，故以日中（一日之夏）死；寒热病者，以平旦（一日之春）死；热中及热病者，以日中死（以阳助阳）；风病者以日夕死（一日之秋，以金而死）；木病者以夜半死（邪盛而死）。其脉乍数乍疏、乍迟乍疾，日乘四季者死（中气无主，四季五行是地辰戌丑未是也）。

脉浮而滑，身汗如油，喘急不休，水浆不入，身体不仁，乍静乍喘者死；汗出，发润，喘而不休，肺气绝死。阳病独留，体如烟薰，直视摇头，口不能言，心先绝也；唇吻青，四肢漐漐汗出，肝先绝也；环口犁②黑，虚汗发黄，脾先绝也；身热喘粗，见阴多躁，或目眶深陷，瞳不转移，戴阳上视，肾绝也。皆死。头目痛，卒视无见者死；三部脉紧盛，大汗出不止者死；阴阳尺寸俱虚者死；温病汗不出，出不至足者死；温病穰穰大热，脉细小者死。

咳而形脱发热，脉坚急者死。

皮肉着骨者（血液尽）死。发直如麻者死。口臭不可近者死。舌卷卵缩者死。目不回直视，一日死。

---

① 一：疑脱，参旁注例补。

② 犁：文当作"黧"。

阴结阳绝，目精脱，恍惚者死。面无光，齿跟①黑者死。

热病七八日，当汗不得汗，脉绝者死。

遗尿不知者死。口如鱼口不能闭，而气出多不入者死。肛如竹筒，大便不禁及不知者死。病人卧有一边不宁者死。吐痰如蟹沫者死。面肿色苍黑者死。

表里俱病者死。在伤寒则为两感。

病已汗，身体不凉，加喘泻者死。

病久妄言及不能言者不治，热病者可治。

病人阴阳俱绝，撮空摸衣者死。

汗出不流，舌卷黑者死。发与肩冲起者死。病人爪甲青者死。病人爪甲黑者不治。病人脉绝，口张足肿者，五日死。病人足跗上肿，两膝大如斗者，十日死。

病人阴囊及茎肿者死。病人爪甲及肉黑者，八日死。病人卧难着枕，气升如喘者死。病人每日夜小便十数次而滴沥者死。病人形气俱虚，安谷者，过期而死。不安谷者，不及期而死。

◎死里逃生脉

寸关无脉已昏沉，脚面犹兼尺脉存。此理恰如枝叶悴，尚余生意在其根。尺中若甚已无根，脾肾于今脉尚存。大府色黄犹进食，斯人终不到黄泉。

---

① 跟：疑当作"龈"。

◎脉症顺逆

脉有阴阳虚实之不同，而病实应焉。脉病形症相应而不相反，万举而万全，少有乖张。良工不能施其巧矣。故脉之于病，有宜有不宜，为①医不可以不辨也。左有病则右痛，右有病则左痛，上病下痛，下病上痛，此为逆，死不可治。

如伤寒未得汗，脉浮大为阳，易已；沉小为阴，难已。伤寒已得汗，脉沉小安静为顺；浮大躁疾者逆。然多有发热，头痛，而足冷阳缩，尺中迟弱，可用建中和之者；亦有得汗不解，脉浮而大，心下反硬，合用承气攻之者；更有阴尽复阳，厥愈足温，而脉续浮者，苟非深入南阳之室，恶能及此？迨夫温病热病，热邪亢盛虽同，绝无浮紧之脉。观《内经》所云热病已得汗而脉尚盛躁，此阴脉之极也，死，其得汗而脉静者生；热病脉尚盛躁而不得汗者，此阳脉之极也，死，脉盛躁得汗静者生。他如温病穰穰大热，脉数盛者生，细小者死。热病汗下后，脉不衰，反躁疾，名阴阳交者死。历参温热诸病，总以数盛有力为顺，细②无力为逆。得汗后，脉不衰，反盛躁，犹逆也。至于时行疫疠，天行大头，咸以脉数盛滑利为顺，沉细虚涩为逆。然湿土之邪内伏，每多左手弦小，右手数盛者，总以辛凉内夺多顺，辛热外散为逆。当知温热时疫，皆热邪内蕴而发。若与表散，如炉冶得鼓铸之力耳。然疫疠虽多人迎不振，设加之以下利足冷，又未可轻许以治也。故昔人有阴阳俱

---

① 为：原作“可”，据《轩岐救正论》改。本节首段出自该书，其后则出自《诊宗三昧》。

② 细：《诊宗三昧》此字后多一“小”字。

紧，头痛身热，而下利足冷者死，谓其下虚也。至若温毒发斑，谵语发狂等症，总以脉实便秘为可治，脉虚便滑者难治。若斑①色紫黑，如果实厉，虽便秘能食，便通即随之而逝矣。其狂妄躁渴，昏不知人，下后加呃逆者，此阳去入阴，终不可救。卒中风口噤，脉缓弱为顺，急实大数者逆；中风不仁，痿躄不遂，脉虚濡缓为顺，坚急疾者逆；中风遗尿盗汗，脉缓弱为顺，数盛者逆；中风便溺阻涩，脉滑实为顺，虚涩者逆。中寒卒倒，脉沉伏为顺，虚大者逆。中暑自汗喘乏，腹满遗尿，脉虚弱为顺，躁疾者逆。暑风卒倒，脉微弱为顺，散大者逆。大抵卒中天地之气，无论中暑、中风、中寒、中暍，总以细小流连为顺，数大实坚为逆，散大涩艰，犹非所宜。不独六淫为然，即气厥、痰厥、食痰②、蛔厥，不外乎此。盖卒中暴厥，皆真阳素亏，故脉皆宜小弱，不宜数盛。中恶腹满，则宜紧细微滑，不宜虚大急数。中百药毒，则宜浮大数疾，不宜微细虚涩，详中风中暑。一切暴中，俱有喘乏遗尿，如中风、中寒，则为肾气之绝；中暑、中暍，则为热伤气化；痰食等厥，又为气道壅遏所致。死生顺逆悬殊，可不辨而混治乎？

凡内伤劳倦，气口虚大者为气虚，弦细或涩者为血虚，若躁疾、虚③、坚搏，大汗出，发热不止者死，以里虚不宜复见表气开泄也。内伤饮食，脉来滑盛有力者，为宿食停胃；涩伏模糊④者，为寒冷伤脾，非温消不能克应。霍乱脉伏，为冷

---

① 斑：原作"班"，据《诊宗三昧》改。
② 痰：与《诊宗三昧》同，疑当作"厥"，形近之讹。
③ 虚：疑衍。《诊宗三昧》无此字。
④ 模糊：原作"糊模"，据《诊宗三昧》改。

食停滞，胃气不行，不可便断为逆，搏大者逆，既吐且利，不宜复见实大也。霍乱止而脉代，为元气暴虚，不能接续，不可便断为逆，厥冷迟微者逆，阳气本虚，加以暴脱，非温补不能救疗。噎膈呕吐，脉浮滑，大便润者顺，痰气阻逆，胃气未艾也；弦数紧涩，涩如鸡清，大便躁结者逆，气血枯竭，痰火郁①结也。腹胀，关部浮大有力为顺，虚小无神者逆。水肿，脉浮大软弱为顺，涩细虚小者逆，又沉细滑利者，虽危可治，虚小散涩者不治。鼓胀，滑实流利为顺，虚微短涩者逆。肿胀之脉，虽有浮沉之不同，总以软滑为顺，短涩为逆。

咳嗽，浮软滑利②者易已，沉细数坚者难已。久嗽缓弱为顺，弦急实大者逆。劳嗽骨蒸，虚小缓弱为顺，坚大涩数者逆，弦细数疾者尤逆。上气喘嗽，脉虚宁宁伏匿为顺，坚强搏指者逆，加泻尤甚。上气喘息低昂，脉浮滑，手足温，为顺；脉短涩，四肢寒者逆，上气脉数者死，谓其形损故也。历陈上气喘嗽诸例，皆以软弱缓滑为顺，涩数坚大者逆，盖缓滑为胃气尚存，坚涩则胃气告匮之脉也。肺痿，脉虚数为顺，短涩者逆，数大实者亦不易治。肺痈初起，微数为顺，洪大为逆；已溃，缓滑为顺，短涩者逆。气病而见短涩之脉，气血交败，安可望其生乎？

吐血、衄血、下血，芤而小弱为顺，弦急实大者逆。汗出若衄，沉滑细小为顺，实大坚疾者逆。吐血，沉小者顺，坚强者逆。吐血而咳逆上气，芤软为顺，细数者逆，弦劲者亦为不治。阴血既亡，阳无所附，故脉来芤软。若细数，则阴虚

---

① 郁：原作"菀"，据《诊宗三昧》改。

② 滑利：《诊宗三昧》作"和滑"。

火炎，加以身热不得卧，不久必死。弦劲为胃气之竭，亦无生理。蓄血，脉弦大可攻为顺，沉涩者逆。

从高顿仆，内有血积，腹胀满，脉坚强可攻为顺，小弱者逆。金疮出血太多，虚微细小为顺，数盛急实者逆。破伤，发热、头痛，浮大滑为顺，沉小涩者逆。

肠澼下白沫，脉沉则生，脉浮则死。肠澼下脓血，沉小流连者生，数疾坚大、身热者死。久利，沉细和滑为顺，浮大弦急者逆，虽沉细小弱，按之无神者不治。肠澼下利，《内经》虽言脉浮身热者死，然初病而兼表邪，常有发热脉浮，可用建中而愈者，非利久虚阳发露，反见脉浮身热、口噤不食之比。泄泻，脉微小为顺，急疾大数者逆。肠澼、泄泻，为肠胃受病，不当复见疾大数坚之脉也。

小便淋闭，脉滑疾者易已，涩小者难已。消瘅，脉实大，病久可治，脉悬小坚，病久不可治。消渴，脉数大软滑为顺，细小短浮者逆，又沉小滑为顺，实大坚者逆。

头痛目痛，卒视无所见者死，清阳失守，邪火僭逆于上也，其脉浮滑，为风痰上盛，可治；短涩为血虚火逆，不治。

心腹痛，痛不得息，脉沉细迟小为顺，弦长坚实者逆。癥瘕，脉沉实者可治，虚弱者死。疝瘕，脉弦者生，虚疾者死。心腹积聚，脉实强和滑为顺，虚弱沉涩者逆。癫疾，脉搏大滑，久自已，小坚急，不①治。又癫疾，脉虚滑为顺，涩小者逆。狂疾，脉实大为顺，沉涩者逆。痿痹，脉虚涩为顺，紧急者逆。蜃蚀阴肛，虚小为顺，坚急者逆。

---

① 不：《诊宗三昧》此字前多一"死"字。

痈疽初起，脉微数缓滑为顺，沉涩坚劲者逆；未溃，洪大为顺，虚涩者逆；溃后，虚迟为顺，数实者逆。肠痈，软滑微数为顺，沉细虚涩者逆。病疮，脉弦强小急，腰脊强，瘛疭，皆不可治。溃后被风，多此痉病，脉浮弦为阳，沉紧为阴，若牢细紧劲搏指者，不治。妊娠，宜和滑流利，忌虚涩不调。临月，脉宜滑数离经，忌虚迟小弱，牢革尤非所宜。新产，脉宜缓弱，忌弦紧。带下，脉宜小弱，忌急疾。崩漏，脉宜微弱，忌实大。乳子而病热，脉悬小，手足温则生，寒则死。凡崩漏胎产，久病，脉以迟小缓滑为顺，急疾大数者逆。

痿痹紧急，或中病脉坚，外病脉涩，汗出脉盛，虚劳心数，风家脾缓，人瘦脉大而喘，形盛脉微短气，更有伤寒厥利而脉不至，脉微厥冷烦躁，脉迟而反消食，与夫人短脉长，人滑脉涩，人涩脉滑，皆死脉也[1]。以上诸例，或采经论，或撮名言，咸以病脉相符为顺，病脉相反为逆。举此为例，余可类推，颖悟之士，自能闻一知十，无烦予之屑屑也。

◎七怪死脉

雀啄连来三五啄，屋漏半日一点落，鱼翔似有又如无，虾游静中跳一跃，弹石硬来寻即散，搭指散乱为解索，寄语医家仔细看，六脉一见休下药。

---

[1] 痿痹紧急……皆死脉也：《诊宗三昧》无此段。

◎诊家三要①

诊脉之要有三：曰举、曰按、曰寻。轻手得之曰举，重手取之曰按，不轻不重、委曲求之曰寻。初持脉，轻手候之，脉见皮毛之间者，阳也，府也，亦心肺之应也；重手按之，脉伏于肉下者，阴也，脏也，亦肝肾之应也；不轻不重而取之，其脉应乎血肉之间者，阴阳相适，中和之应，脾胃之候也。若浮中沉之不见，则委曲而求之，若隐若见，则阴阳伏隐之脉也。六脉皆然。

◎察脉六法

上下去来至止六字，为脉中之神机也。不明六字，则虚实阴阳不别也。上者为阳，来者为阳，至者为阳；下者为阴，去者为阴，止者为阴。上者自尺部上于寸口，阳生于阴也；下者自寸口下于②尺部，阴生于阳也；来者自骨肉之分，而出皮毛之际，气之升也；去者自皮肤之际，而还于骨肉之分，气之降也。应曰至，息曰止。

◎表里虚实

表里虚实四字，脉之纲也。表，阳也，府也，凡六淫之气，袭于经络，而未③入于胃府及脏，皆表也。里，阴者，藏

---

① 《轩岐救正论》题为"滑伯仁诊家三要"。
② 于：原衍一"于"字，据《轩岐救正论》删。
③ 未：原作"来"字，据《轩岐救正论》改。

也，凡七情之气郁于心肺之间，不能越散，饮食五味之伤，留于脏腑之间，不能消泄，皆属于里也。虚者，元气之自虚，精神耗散，气力衰竭也。实者，贼邪之气实，由正气之本虚，邪得乘之，非元气之自实也。故虚者补元①气，实者泻邪气，《内经》所谓"邪气盛则实，精气夺则虚"，此大法也。

◎ 天和脉

天和脉只论三阴，南天高兮北泉深，太阴专主右尺寸，

厥阴尺寸在边沉，少阴尺寸两不应，相交相反死相临。

天和，乃平脉也。诸阳为浮，诸阴为沉，故不言三阳司天、在泉。南政以天道言，甲己二岁，论脉则寸在南，则尺在北。三阴司天，则两寸不应：太阴司天，右寸不应；少阴司天，两寸不应；厥阴司天，左寸不应。三阴在泉，则两尺不应：太阴在泉，右尺不应；少阴在泉，两尺不应；厥阴在泉，左尺不应。北政以地道言。乙丙丁戊庚辛壬癸之岁，论脉则寸在北而尺在南。三阴司天，则两尺不应：太阴司天，右尺不应；少阴司天，两尺不应；厥阴司天，左尺不应。三阴在泉，则两寸不应：太阴在泉，右寸不应；少阴在泉，两寸不应；厥阴在泉，左寸不应。不应者，皆为沉脉也。

《绀珠经》②曰：五行君火不用事，故南政少阴司天，君火在上，两寸不应。司泉君火在下，则两尺不应。厥阴司天，君火在左，故左寸不应，司泉则左尺不应。太阴司天，君火在

---

① 元：《轩岐救正论》作"正"字。
② 《绀珠经》：元末医家李汤卿撰，为运气学专著。

右，故右寸不应，司泉则右尺不应。北政少阴司天，君火在上，则两尺不应，司泉君火在下，则两寸不应。厥阴司天，君火在左，故左尺不应，司泉则左寸不应；太阴司天，君火在右，故右寸不应，司泉则右尺不应。凡不应者，谓脉沉而细，不应于手也，反之则沉为浮，细为大也。岁当君火在寸，而沉反见于尺；岁当君火在尺，而沉反应于寸。《经》曰：尺寸反者死。岁当君火在左，而沉反见于右；岁当君火在右，而沉反见于左。《经》曰：阴阳交者死。又曰：学诊之士，必先岁气，良有以哉。李南丰①云：此与仲景、丹溪所说不同，然所论深得《素问》"君火以退"之旨，故从之。何西池曰：《内经》谓少阴所在，其脉不应，历验不然，此伪说也，不必为其所惑。

◎ 素问六十年运气治病②之纪

壬辰、壬戌岁，上太阳③（寒④水）司天，中木运（太），下太阴⑤（在泉），其化上苦温，中酸和，下甘温，药食宜也，主病眩掉瞑。

戊辰、戊戌岁，上太阳（司天），中火运（太），下太阴（在泉），其化上苦温，中甘和，下甘⑥温，药食宜也，主病

---

① 李南丰：即明代医家李梴，撰有《医学入门》传世。
② 治病：《轩岐救正论》作"病治"。
③ 阳：原作"阴"字，据《轩岐救正论》改。
④ 寒：《轩岐救正论》无此字。
⑤ 太阴：《轩岐救正论》旁注多"土"字。
⑥ 下甘：原脱，据《轩岐救正论》补。

热郁。

甲辰、甲戌岁，上太阳（司天），中土运（太），下太阴（在泉），其化上苦热，中苦温，下苦温，药食宜也，主病湿下重。

庚辰、庚戌岁，上太阳（司天），中金运（太），下太阴（在泉），其化上苦热，中辛苦，下甘热，药食宜也，主病燥闷满。

丙辰、丙戌岁，上太阳（司天），中水运（太），下太阴（在泉），其化上苦热，中咸温，下甘热，药食宜也，主病大寒。

凡此皆太阳司天之政，气化运行先天，此下总结辰戌年太阳司天六气之化也。凡子、寅、辰、午、申、戌六阳年，皆为太过；丑、亥、酉、未、巳、卯六阴年，皆为不及。太过之气，先天时而至，故其所生长收藏气化运行皆早；不及之气，常后天时而至，故其气化运行皆迟。如《交变大论》曰：太过者先天，不及者后天。本篇后文曰：运太过则其至先，运不及则其至后，皆此义也。

丁卯丁酉岁，上阳明（燥①金）（司天），中木运（少），下少阴（火）（在泉），其化上苦小温，中辛和，下咸寒，药食宜也，主灾三宫。

癸卯癸酉岁，上阳明（司天），中火运（少），下少阴（在泉），其化上苦小温，中咸温，下咸寒，药食宜也，主灾九宫。

---

① 燥：《轩岐救正论》旁注无此字。

巳卯巳酉岁，上阳明（司天），中土运（少），下少阴（在泉），其化上苦小温，中甘和，下咸寒，药食宜也，主灾五宫。

乙卯乙酉岁，上阳明（司天），中金运（少），下少阴（在泉），其化上苦小温，中苦和，下咸寒，药食宜也，主灾七宫。

辛卯辛酉岁，上阳明（司天），中水运（少），下少阴（在泉），其化上苦小温，中苦和，下咸寒，药食宜也，主灾一宫。

凡此阳明司天之政，气化运行后天，此总言卯酉年阳明司天六气之化也。凡此卯酉十年岁气不足，故气化运行后天。

壬寅壬辛岁，上少阳（相火）（司天），中木运（太），下厥阴（风木）（在泉），其化上咸寒，中咸和，下辛凉，药食宜也，病掉眩、支胁、惊骇。

戊寅戊申岁，上少阳（司天），中火运（太），下厥阴（在泉），其化上咸寒，中甘和，下辛凉，药食宜也，病上热郁、血溢、泻心痛。

甲寅甲申岁，上少阳（司天），中土运（太），下厥阴（在泉），其化上咸寒，中咸和，下辛凉，药食宜也，病体重、胕肿、痞饮。

庚寅庚申岁，上少阳（司天），中金运（太），下厥阴（在泉），其化上咸寒，中辛温，下辛凉，药食宜也，病肩背胸中。

丙寅丙申岁，上少阳（司天），中水运（太），下厥阴（在泉），其化上咸温，下辛温，药食宜也，病寒浮肿。

凡此少阳司天之政，气化运行先天。

丁丑丁未岁，上太阴（湿①土）（司天），中木运（少），下太阳②（在泉），其化上苦温，中辛温，下甘热，药食宜也，主灾三宫。

癸丑癸未岁，上太阴（司天），中火运（少），下太阳（在泉），其化上苦温，中咸温，下甘热，药食宜也，主灾九宫。

巳丑巳未岁，上太阴（司天），中土运（少），下太阳（在泉），其化上苦热，中甘和，下甘热，药食宜也，主灾五宫。

乙丑乙未岁，上太阴（司天），中金运（少），下太阳（在泉），其化上苦热，中酸和，下甘热，药食宜也，主灾七宫。

辛丑辛未岁，上太阴（司天），中水运（少），下太阳（在泉），其化上苦热，中苦和，下苦热，药食宜也，主灾一宫。

凡此太阴司天之政，气化运行后天。

壬子壬午岁，上少阴（君③火）司天，中木运（太），下阳明（金）（在泉），其化上咸寒，中酸凉，下酸温，药食宜也，主病支满。

戊子戊午岁，上少阴（司天），中火运（太），下阳明（在泉），其化上咸寒，中甘寒，下咸温，药食宜也，主病血溢、上热。

甲子甲午岁，上少阴（司天），中土运（太），下阳明（在泉），其化上咸寒，中苦热，下酸热，药食宜也，病中满、身重。

庚子庚午岁，上少阴（司天），中金运（太），下阳明（在

---

① 湿：《轩岐救正论》旁注无此字。
② 太阳：《轩岐救正论》有旁注"水"字。
③ 君：《轩岐救正论》旁注无此字。

泉），其化上咸寒，中辛温，下咸温，药食宜也，主病下清。

丙子丙午岁，上少阴（司天），中水运（太），下阳明（在泉），其化上咸寒，中咸热，下咸温，药食宜也，病主寒下。

凡此少阴司天之政，气化运行先天。

丁巳丁亥岁，上厥阴（木）（司天），中木运（少），下少阳（火）（在泉），其化上辛凉，中辛和，下咸寒，药食宜也，主灾三宫。

癸巳癸亥岁，上厥阴（司天），中火运（少），下少阳（在泉），其化上辛凉，中咸和，下咸寒，药食宜也，主灾九宫。

己巳己亥岁，上厥阴（司天），中土运（少），下少阳（在泉），其化上辛凉，中甘和，下咸寒，药食宜也，主灾五宫。

乙巳乙亥岁，上厥阴（司天），中金运（少），下少阳（在泉），其化上辛凉，中酸和，下咸寒，药食宜也，主灾七宫。

辛巳辛亥岁，上厥阴（司天），中水运（少），下少阳（在泉），其化上辛凉，中苦和，下咸寒，药食宜也，主灾一宫。

凡此厥阴司天之政，气化运行后天。

愚按：人秉天地之气以生，天人一理也。五运六气，阴阳之变，胜复之作，而人身应之。《经》曰：随其气所在，期于左右，从其气则和，违其气则病，迭移其位者病，失守其位者危，寸尺反者死，阴阳交者死。又曰：先立其年，以知其气，而病之阴阳虚实、逆从、生死，毋外此以为气诊矣。

西池先生曰：运气之说，拘牵不通，固为有识者不信。然其大指①，在详举六气有许多变幻：寒中有热，热中有寒，

———————————

① 指：通"旨"。

邪正交错，蕃变纷纭，莫可纪极，一以明人之病源，一以例人之病情耳。明人之病源者，言人感六气而生病，欲人细推所感之气，其中有无夹杂他气，当兼治也。例人之病情者，天地之气，变幻无实，而病情不可以一律拘也。如冬月固属寒气司令，然亦有客热加临，故冬亦有温时，所谓非时之暖也。人于冬月病外感，则未知为感寒而病欤，抑感非时之温而病欤？是其源所当察也。寒气在上，则阳伏地中，故土上凛烈，而井泉温暖。以验人身，则外感于寒，内郁为热也。是其情之有可例也。此言气运者之大指，取其大者，略其烦碎，弃其纰缪，而实实①体验于人身，是在善读书者尔。按运气之教，先立其年，干②分五运，如甲己化土，乙庚化金，丙辛化水，丁壬化木，戊癸化火，是也。支立司天，子午少阴君火，丑未太阴湿土。

寅申少阳相火，卯酉阳明燥金，辰戌太阳寒水，巳亥厥阴风木是也。上太阳下太阴，上阳明下少阴，上少阳下厥阴，三阴在上亦如之，太过先天，不及后天。

按：运气之说，诸医多竞言之，以矜淹通，然吾谓时气固不可不知，病气尤不可不审，必欲泥其词而鲜变通，害滋甚矣。盖天之气运，亘古而不易，而天之气机，随时而变更，使执往古而律今日，吾未见其有合者也。若谓一毫不差，则天地亦物而不化矣。有是理乎？

---

① 实：疑衍。
② 干：原作"于"，文意不符，形近之讹，径改。

◎ 经络虚实

寸口热满，尺部寒涩，此络气不足，经气有余也。秋冬死，春夏生，寸部寒涩，尺部热满，此经气不足，络气有余也。春夏死，秋冬生。

以天干而断中运，以地支而断司天在泉。

风木	厥阴巳亥	君火	少阴子午
寒水	太阳辰戌	湿土	太阴丑未
燥金	阳明卯酉	相火	少阳寅申

◎ 检手图①脉法

手检图②云：脉大而实者，气实血虚也。脉大而长者，病在下。脉来浮直，上下交通者，阳脉也。前如外者，足太阳也；中央如外者，足阳明也；后如外者，足少阳也。中央直前者，手少阴也；中央直中者，手心主也；中央直后者，手太阴也。前如内者，足厥阴也；中央如内者，足太阴也；后如内者，足少阴也。前部左右弹者，阳跷也；中部左右弹者，带脉也；后部左右弹者，阴跷也。从少阳之厥阴者，阴维也；从少阴之太阳者，阳维也。来大时小者，阴络也；来小时大者，阳络也。

① 检手图：疑为"手检图"之讹。
② 手检图：《脉经》手检图三十一部。

◎奇经八脉

李濒湖曰：凡人一身有经脉络脉，直行曰经，旁行曰络。经凡十二：手之三阴三阳，足之三阴三阳是也。络凡十五，乃十二经各有一别络，而脾又有一大络，并任督二络为十五也。共二十七气相随，上下如泉之流，如日月之行，不得休息。故阴脉营于五脏，阳脉营于六腑，阴阳相贯，如环无端，莫知其纪，终而复始。其流溢之气，入于奇经，转相灌溉，内温脏腑，外濡腠理。奇经凡八脉，不拘制于十二正经，无表里配合，故谓之奇。盖正经犹夫沟渠，奇经犹夫湖泽，正经之脉隆盛，则溢于奇经，故越人①比之天雨下泽，沟渠溢满，霶霈②妄行，流于湖泽，此发灵素未发之秘者也。八脉载在群书，略而不悉，医不知此，罔探病机，仙不知此，难安炉鼎云。

奇经八脉者，阴维也，阳维也，阴跷也，阳跷也，冲也，任也，督也，带也。阳维起于诸阳之会，由外踝而上行于卫分也；阴维起于诸阴之交，由内踝而上行于营分，所以为一身之纲维也；阳跷起于跟中，循外踝上行于身之左右；阴跷起于跟中，循内踝上行于身之左右，所以使机关之捷跷也；督脉起于会阴，循背而行于身之后，为阳脉之总督，故曰"阳脉之海"；任脉起于会阴，循腹而行于身之前，为阴脉之承任，故曰"阴脉之海"；冲脉起于会阴，夹脐而行，直冲于上，为诸脉之冲要，故曰"十二经之海"；带脉则横围于腰，状如束带，所以总约诸脉者也。是故阳维主一身之表，阴维主一身

---

① 越人：即秦越人扁鹊，春秋战国时期名医。

② 霶霈〔páng pèi〕：形容雨势大。

之里，以乾坤言也。阳跷主一身左右之阳，阴跷主一身左右之阴，以东西言也。督主身后之阳，任冲主身前之阴，以南北言也。带脉横束诸脉，以六合言也。是故医而知此八脉，则十二经十五络之大旨得矣。仙而知乎八脉，则龙虎升降，玄牝幽微之窍得矣。两手浮之俱有阳，沉之俱有阴，阴阳皆实盛者，此为冲督之脉也。冲督之脉者，十二经之道路也。冲督用事，则十二经不复朝于寸口，其人皆恍惚狐疑不省，必当犹豫而两心也。两手阳脉浮而细微，绵绵不可知，俱有阴脉，亦复细绵绵，此为阴跷阳跷之脉也。此人会有病鬼魅风死，若恍惚亡人为祸也。尺寸脉俱浮，直下直上，此为督脉。腰背强直不得俯抑，大人颠病，小儿风病。尺寸脉俱牢，直上直下，此为冲脉。胸中有病寒疝。《难经》曰：奇经为病何如？然阳维维于阳，阴维维于阴，阴阳不能相维，则怅然失志，溶溶不能自收。阴跷为病，阳缓而阴急；阳跷为病，阴缓而阳急；冲脉为病，逆气而里急；督脉为病，脊强而厥；任脉为病，其内若结，男子为七疝，女子为瘕聚；带之为病，腹满腰溶，若坐水中；阳维为病，苦寒热；阴维为病，苦心痛。此奇经脉之为病也。

◎ 辨伪诀之妄

愚按：宋妄男子高阳生者，冒窃叔和，伪创《脉诀》，庸[①]鄙差谬，大乖经旨。俗医习诵，遵为法程，终日呫哔[②]，益增

---

① 庸：原作"痛"，据《轩岐救正论》改。
② 呫哔〔tiè bì〕：泛称诵读。

聋聩耳。虽阅多病，历多寿，虚实不识，生死无判①，脉理竟昧，误世非浅。独奈相承，胶固难拔，若肯回心翻误，弃邪归正，依凭《内经》《脉经》正脉②，特究虚实，洞明生死，病必识脉，治必求本，轩岐微蕴，再彰今日，天下之幸，万世之庆也。今举其非者于后。

《脉经》以浮脉谓举之有余、按之不足，《脉诀》乃谓寻之如太过，据此乃浮兼洪紧实之象，岂浮之体乎？谬一也。又《脉经》以沉脉为重按至筋骨乃得，《脉诀》乃谓缓度三关，状如烂绵，岂知沉尚兼迟数洪细，而误指烂绵之弱脉为沉之体，谬二也。又《脉经》以迟脉为③一息三至，去来极慢，《脉诀》乃谓重手乃得，又曰隐隐，曰状且难，是又混迟而为沉、为涩矣，岂迟之体乎？谬三也。又《脉经》以数为纲领正脉，《脉诀》妄立七表八里名目，而遗数脉，只歌于九道，谬四也。又《脉经》以滑脉往来流利，如珠应指，《脉诀》乃云"按之即伏，三关如珠，不进不退"，是不分浮滑、沉滑、尺寸之滑也；曰"不进不退"，此政《内经》所云"皮肤著脉，不往来者死"，是岂滑之体乎？谬五也。又《脉经》以涩脉往来难，细迟短散，《脉诀》乃云"指下寻之是有，举之全无"悖经甚矣。谬六也④。又《脉经》以虚脉为迟大而软，按之无力，隐指豁豁然空，《脉诀》乃谓"寻之不足，举之有余，此为浮脉"，岂虚之体乎？谬七也。又《脉经》以实脉为沉浮皆

---

① 判：《轩岐救正论》作"知"字。
② 脉：《轩岐救正论》作"法"字。
③ 为：《轩岐救正论》作"谓"字。
④ 此句《轩岐救正论》无，故此段以下"谬"之数均顺序增加。

得，愊愊①应指，《脉诀》乃言如绳应指来，又言证为小便不禁，是认脉为紧脉，而症为虚寒之症。妄甚矣。谬八也。又《脉经》以洪脉为指下极大，宜于夏，《脉诀》乃云"季夏宜之，秋季冬季发汗通肠，俱非所宜"，独不问有舍时从症乎？谬九也。又《脉经》以紧脉为数如切绳，《脉诀》乃云"寥寥入尺来"，是令脉将倒行耳，谬十也。又《脉经》以芤脉中央空、两边实，病主失血，《脉诀》乃谓"两头有，中间无"，是脉从中而截断矣；又言"主淋沥、气入小肠"，与血症何反？误世不小，谬十一也。又《脉经》以缓脉主营弱风虚湿痹②之病，《脉诀》乃云"脾热口臭，反胃齿痛，梦魂③之症，支离狂④诞，谬十二也。又《脉经》以弦脉如张弓弦，《脉诀》乃云"脉紧状绳牵，时时带数"，又混紧数为弦，大失弦体也，谬十三也。又《脉经》以牢脉似沉似伏，实大而长，微弦，《脉诀》乃云"寻之则无，按之则有"，又云"脉入皮肤辨息难"，又以牢脉为死脉，皆舛妄害理，谬十四也。又《脉经》以濡脉极软，而浮细如绵，按之无有，《脉诀》乃云"按之似有，举之还无"，是又以微脉为濡，谬十五也。又《脉经》以弱脉极软而沉细，按之乃得，举之若无⑤，《脉诀》乃云"轻手乃得"，是又以濡为弱，谬十六也。又《脉经》以细脉小于微而常有，细直而软，《脉诀》乃谓"往来极微"，与经大乖，

---

① 愊愊：原作"幅幅"，据《轩岐救正论》改。
② 痹：《轩岐救正论》作"脾"字。
③ 魂：《轩岐救正论》作"鬼"字。
④ 狂：《轩岐救正论》作"枉"字。
⑤ 若无：《轩岐救正论》作"无有"。

谬十七也。又《脉经》以伏脉为重按着骨，指下才动，而《脉诀》乃云"寻之似有，定息全无"，谬十八也。又《脉经》以动脉为见于上下，厥厥动摇，《脉诀》乃言"寻之似有，举之还无，不离其处，不往不来，三关沉沉"，含糊谵妄，谬十九也。又《脉经》以促脉为来去数，时一止复来，《脉诀》乃云"并居寸口"，不言时止，谬二十也。又《脉经》以结脉为往来缓，时一止复来，《脉诀》乃云"或来或去，聚而却还"，此与结何干？谬二十一也。又《脉经》与仲景以动为阳，《脉诀》之九道则以动为阴，谬二十二也。又仲景以弦为阴脉，《脉诀》之七表，则以弦为阳，谬二十三也。又《内经》、《难经》、仲景、《脉经》，皆以脉从阴阳对待而言，而《脉诀》则创七表八里九道之诡名。夫以表言之，则实脉非表脉①也，以里言之，则迟脉非里也，而道更不知为何道也，谬二十四也。以上二十四谬，举世习熟，无有觉其非者，兹特以经为案，以悖经为断，切有赖于同志之士焉。谨再考证诸书，以悉其谬。

晦庵朱夫子②曰：古人察脉非一道，今世惟守寸关尺之法，俗传《脉诀》，辞最鄙浅，非叔和本书。

东阳③柳贯④曰：王叔和撰《脉经》十卷，为医家一经。今《脉诀》熟在人口，直为叔和所作，不知叔和西晋时尚未有歌

---

① 脉：《轩岐救正论》无此字。

② 晦庵朱夫子：即朱熹，字元晦，号晦庵，晚称晦翁，谥文，世称朱文公。

③ 阳：原作"杨"，据《轩岐救正论》改。

④ 柳贯：元代文学家，字道传，婺州浦江（今属浙江）人。婺州古称东阳。

括，此乃宋之中世人伪托以便习肄耳。

河东王世相①曰：诊候之法，不易精也。轩岐微蕴，越人叔和撰《难经》《脉经》，尤未尽泄其奥。五代高阳生著《脉诀》，假叔和之名，语多牴牾，辞语鄙俚，又被俗学妄注，世医家传户诵，茫然无所下手，不过藉此求食而已，于诊视何益哉？

云间钱溥②曰：晋太医令王叔和著《脉诀》，其言可守而不可变，及托叔和《脉诀》而行，医经之理遂微。盖叔和为世所信重，故假其名而得行耳。然医道之日浅，未必不由此而误之也。

撄宁滑寿曰：脉之阴阳表里，以对待而为名象也。高阳生七表八里九道，盖凿凿也，求脉之明，为脉之晦。

金陵戴起宗③曰：脉不可以表里定名也，轩岐、越人、叔和皆不言表里，《脉诀》窃叔和之名，而立七表八里九道，为世大惑。脉之变化从阴阳生，但可以阴阳对待而言，各从其类，岂可以一浮二芤为实序，而分七八九之名乎？大抵因浮而见者皆为表，因沉而见者皆为里，何拘于七八九哉？庐山刘立之④以

---

① 王世相：原作"王西相"，据《轩岐救正论》改。王世相，明代医家，字季邻，号清溪，蒲州（治今山西永济）人，著有《医开》七卷。

② 钱溥：明代华亭（今属上海）人，字原溥。官至南京吏部尚书。工古文辞，旁通医卜阴阳诸事。

③ 戴起宗：原作"戴起宋"，据《轩岐救正论》改。戴起宗，元代医家，撰有《脉决勘误集解》。

④ 刘立之：原作"锡立之"，据《轩岐救正论》改。宋代医家刘开，字立之，号复真先生，江西南康人。从崔嘉彦学习医术，精于脉学。著有《脉诀》《方脉举要》等书。

浮沉迟数为纲以教学者，虽似捷径，然必由博反①约，然后能入脉妙，若以此自足亦尽矣。

朱丹溪曰：气口者，脉之要会，故能知人命之生死。世之俗医，诵高阳生之妄作，欲以治病，其不杀人也几希。

◎诊妇人法

《经》曰：能合色脉，万举万全，但深闺窈窕，密护屏帏，四诊已去其三，即神医亦不神也。此世之通患，不得已而变通之。但验其手腕之色泽，苍白肥瘦而已。盖手肌之滑涩，可以征津液之盛衰；理腠之疏密，可以征营卫之强弱；肉之坚软，可以征胃气之虚实；筋之粗细，可以征肝血之充馁；骨之大小，可以征肾气之勇怯；脉之纲柔，可以征胆液之淳清；指之肥瘦，可以征经气之荣枯；掌之厚薄，可以征脏腑之丰歉；尺之寒热，可以征表里之阴阳；及乎动静之安危，气息之微盛，更合之以脉，参之以证，则血气之虚实，病苦之顺逆，可了然于心目矣。虽然，此特不得已之举耳。倘病介生死，病家尚不知变通，毋宁辞之以为高，慎毋曲循人意而误治可也。

◎脉要歌

脉有三部，部有三候，逐部先寻，次宜总究。左寸心经火位，脉宜流利洪强；左关肝胆，弦而且长；尺部膀胱，沉细②弥

---

① 反：通“返”。
② 细：《景岳全书·脉神章》作“静”字。

良；右寸肺金之主，轻浮充畅为宗；脾胃居于关部，和缓胃气
常充；右尺三焦连命，沉滑而实则隆。四时相代，脉状靡同：
秋微毫^①而冬石，春则弦而夏洪。滑而微浮者肺恙，弦中兼细者
脾殃，心病则血衰脉小，肝症则脉弦且长，大而兼紧，肾疾奚
康？寸口多弦，头面何曾舒泰？关前若紧，胸中定是癥殃，急
则风上攻而头痛，缓则脾^②顽痹而不昌，微是厥逆之阴，数为
虚损之阳，滑则痰涎而胸膈气壅，涩缘血少而背膊疼伤，沉是
背心之气，洪乃胸胁之妨。若夫关中缓，则饮食必少，滑实胃
火煎熬，小弱胃寒逆冷，细微食少膨胀，卫之虚者涩候，气之
滞者沉当，左关微涩兮血少，右关弦急兮过劳，洪实者血结之
瘀，迟紧者脾冷之殃。至如尺内洪大，则阴虚可凭，或微或
涩，便浊遗精，弦者腹痛，伏者食停，滑为小腹急胀，妇则病
在月经，涩兮呕逆番^③胃，弦强阴疝血崩，紧兮小腹作痛，沉微
必主腰疼。紧促形于寸，此气满于心胸，紧弦见于关，斯痛攻
乎腹胁，两寸滑数兮呕逆上奔，两关滑数兮蛔虫内啮。心胸留
饮，寸口沉潜，脐腹成癥，关中促结。左关弦紧兮，缘筋脉之
拘挛，右关沉滑兮，饮食积之作孽。

　　脉有浮沉迟数，诊有提纲大端。浮而无力为虚，有力为
邪所搏，浮大伤风兮浮紧伤寒，浮数虚热兮浮缓风涎；沉缓滑
大兮多热，沉迟紧细兮多寒，沉健须知积滞，沉弦气病淹淹，
沉迟有力，疼痛使然；迟弦数弦兮，疟寒疟热之辨，迟滑洪滑
兮，胃冷胃温之愆；数而有痛，恐发疮疡，若兼洪滑，热甚宜

---

① 毫：《景岳全书·脉神章》作"毛"字。

② 脾：《景岳全书·脉神章》作"皮"字。

③ 番：通"反"。

凉，阴数阴虚必发热，阳数阳强多汗黄。

脉有七情之伤，而为九气之列。怒伤于肝者，其脉促而气上冲；惊伤于胆者，其气乱而脉动掣；过于喜者伤①心，故脉散而气缓；过于思者伤脾，故脉短而气结；忧伤于肺兮，脉必涩而气寻②；恐伤于肾兮，脉当沉而气怯；若脉促而人气消，因悲伤而心丝挈。伤于寒者脉迟，其为人也气收；伤于热者脉数，其为人也气泄。

脉体须明，脉症须彻。浮为虚而表显，沉乃实而里决，滑是多痰，芤因失血，濡散总因虚而冷汗，弦紧其为寒而痛切。洪则躁烦，迟为冷别。缓则风而顽木，实则胀而秘结。涩兮血少而寒，长兮痫而又热。短少元阳必病，坚强患乎满急。伏因痛痹伏藏，细弱真元内伤，结促惟虚断续，代云变易不常，紧急或缘泻痢，紧弦癥痞相妨。数则心烦，大则病进，上盛则气高，下盛则气胀。大是血虚之候，细为气小之恙。浮洪则外证推测，沉弦则内疾酌量。阳芤兮吐衄立至，阴芤兮下血须防。盛滑则外疼可别，实紧则内痛多伤。弱小涩弦为久病，滑浮数疾是新殃。沉而弦紧，痃癖内痛，脉来缓滑，胃热宜凉。长而滑大者酒病，浮而缓豁者湿伤。坚而疾者为癫，迟而伏者必厥。洪大而疾则发狂，坚滑而细为呕哕。脉洪而疾兮，因热结以成痈；脉微而涩兮，必崩中而脱血。阴阳皆涩数，知溲屎之艰难；寸尺俱虚微，晓精血之耗竭。

脉见危机者死，只因指下无神。不问何候，有力为神，按之则隐，可见无根。盖元气之来，力和而缓，邪气之至，力

---

① 伤：本句及下句"伤"字后，《景岳全书·脉神章》均多一"于"字。

② 寻：《景岳全书·脉神章》作"沉"字。

强而峻。弹石硬来即去，解索散乱无绪，屋漏半日而落，雀啄三五而住，鱼翔似有如无，虾游进退难遇。更有鬼贼，虽如平类，土败于木，直强①可畏，是亦危机，因无胃气，诸逢此者，见几当避。

◎ 宜忌歌

伤寒病热兮，洪大易治而沉细难医。伤风咳嗽兮，浮濡可攻而沉牢当避。肿胀宜浮大，颠狂忌虚细。下血下痢兮，浮洪可恶；消渴消中兮，实大者利。霍乱喜浮大而畏微迟，头疼爱浮滑而嫌短涩。肠癖脏毒兮不怕沉微，手②痹足痿兮偏嫌数急。身体中风，缓滑则生；腹心作痛，沉细则良。喘急浮洪者危，咳血沉弱者康。脉细软而不弦洪，知不死于中恶；脉微小而不数急，料无忧于金疮。吐血鼻衄兮，吾不喜其实大；跌扑损伤兮，吾则畏其坚强。痢疾身热而脉洪，其灾可恶；湿病体烦而脉细，此患难当。水泻脉大者可怪，亡血脉实者不祥。病在中兮脉虚为害，病在外兮脉涩为殃。腹中积久而脉虚者死，身表热甚而脉静者亡。

◎ 死脉歌

雀啄连来三五啄，屋漏半日一点落。鱼翔似有又如无，虾游静中忽一跃。

---

① 直强：《景岳全书·脉神章》作"真弦"。
② 手：《景岳全书·脉神章》作"风"。

弹石硬来寻即散，搭指散乱为解索。寄语医家仔细看，六脉一见休下药。

◎ 色诊序①

石蕴玉而山辉，水含珠而川媚，积诸中者形诸外也，而况人乎？故察气色而定一生之荣枯，风鉴之事也。验五色以决五脏之生死，轩岐之微也。望而知之谓之神，事岂易易邪？采《内经》之要言，搜诸家之成说，衷之于理，以俟善学者得心应手耳。敢曰神乎哉？注色诊。

庭即天庭也以候首面；阙即眉心也以候肺，阙上以候咽喉；下极即山根也以候心；年寿即鼻柱也以候肝，其左右以候胆；面王即准头也以候脾；方上即鼻隧也以候胃；人中以候膀胱、子宫；面中央颧骨之下、迎香之外以候大肠；大肠之旁颊之上也以候肾；面王以上两颧内、鼻准旁以候小肠。

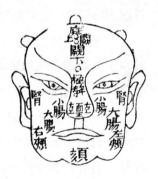

上本《内经》，后人又以天庭候心，左颊候肝，右颊候肺，鼻候脾，颏候肾，参而察之可也。

形者质也，色者气也，神则贯乎形色之中，故论气不脱乎神，论神必根乎气，然神有色，气有魄，神色发于外，气魄充乎内，故神与气足，虽色泛而不嫌，若气弱神枯，从色明而无

---

① 本节大部分内容出自《医碥》卷五，图亦同该书；亦有部分出自《轩岐救正论》。分别据以校订。

用，瘦人最忌神陷气枯，肥人最怕气冷神衰。少年神气取英，中年神气取旺，老人神气取索，试观神勇者，怒而色不变，气足者，喜而无强色，是皆气魄盛衰之所见端，故人而神竭气衰，不久之征也。

又曰：五色微诊，可以目察，能合色脉，可以万全。赤脉之至，喘而坚，诊有积气在中，时害于食，名曰心痹，得之外疾，思虑而心虚，故邪从之。白脉之至，喘而浮，上虚下实，兼有积气在胸，喘而虚，名曰肺痹，寒热得之，醉而使内也。青脉之至，长而左右弹，有积气在心下支肤，名曰肝痹，得之寒热①，与疝同法，腰痛足清头脉紧。黄脉之至，大而虚，有积气在腹中，有厥气，名曰厥疝。女子同法，得之疾使四肢汗出当风。黑脉之至，上紧而大，有积气在腹与阴，名曰肾痹，得之浴清水而卧。

面有青黄赤白黑，以应五脏。岐伯曰：生于心，如以缟素白②也裹朱；生于肺，如以缟裹红红，谓淡红；生于肝，如以缟裹绀青含赤色；生于脾，如以缟裹括蒌实黄含赤色；生于肾，如以缟裹紫黑含赤色。按五色俱带赤，乃血之本色，然色为精神之③发见，欲藏不欲露，故如缟裹，若露则为脏气失守，精气外浮，中脏告竭矣，此为无病之色。若病而色见，则以相生者吉，相克者凶如脾病泄泻，而见赤色为相生，见青色为相克；又秋见黄色为相生，见赤色为相克也，滋润而明亮者吉，枯槁而晦滞者凶即《内经》所谓赤欲如白裹朱，不欲如赭之意。面不润责之水，无光责之火。晦滞之色上行者病

---

① 热：《轩岐救正论》作"湿"字。本段出自该书。
② 白：《医碥》作"帛"。
③ 之：《医碥》作"所"字。

益甚审其色之尖锐，向上知为上行，向下知为下行，下文内走、外走等仿此。下行如云散者，病渐已。女子色见右为逆，左为从；男子反此。色散未聚，病亦未聚凡色明显者为新病，浊晦者为久病，色从面内走面外，病亦自内走外，左右上下，以此推之。

青色属肝，主风，主惊，主寒，主痛。面唇青者，寒极也。青而脱色脱色，谓面无血色，神采脱也，惊恐也；青而黑者，多寒痛；青而白者，多虚风以上皆寒症。盖肝阳不足，阴寒内凝，脾失其运行之权，故多腹中冷痛、吐泻之病；青而赤者，为肝火；青赤而晦滞者，为郁火以上热症。

赤色属心，主热。心热者，庭先赤；脾热者，鼻先赤；肺热者，右颊先赤；肾热者，颐颏先赤；肝热者，左颊先赤。面色缘缘正赤者，阳气拂郁在表，汗不彻故也此伤寒太阳经表热证也。面赤而潮热谵语者，胃热①也此伤寒阳明腑实热症。面赤如微酣，或两颧浅红娇嫩，游移不定不尽面红，乃阴症戴阳，必下利清谷，或小便清白，或淡黄②，脉沉细，或浮数无力，按之欲散，虽或燥烦发热，欲坐卧泥水中外热甚也，渴欲饮水；或咽喉痛，症似实热，而索水置前却不能饮，肌表虽大热，而重按之则不热，或反觉冷，且内足必冷，须审此伤寒直中寒症。又有面赤烦燥，遍舌生疮生刺，舌敛缩如荔枝状；或痰涎涌盛，喘急，小便烦数，口干引饮，两唇焦裂，喉间如烟火上攻，两足心如烙，脉洪数无伦，按之有力，扪其身烙手，此肾虚火不归原所致，证最难辨。但病由内伤，其来以渐，是乃干柴烈火，不戢自焚，与上所列之症，固自不同也。

---

① 热：《医碥》作"实"字。
② 或淡黄：此三字在《医碥》中为夹注小字。

又有久病虚人，两颧至午后带赤者，此则阴虚火动之常症，虽未至如上症之烈，亦内伤也以上二症皆虚热。赤色出于两颧状若装①朱，大如拇指者，病虽愈，必死又热病无汗，颧赤死。盖颧以骨为主，骨属肾，水恶反克也。

黄色属脾，主湿热、食积。黄而明如橘子者，湿少热多也；黄如烟薰，暗浊不明，湿多热少也湿土瘀浊；黄而黯淡者，则为寒湿；黄而枯癯者，胃中有火；黄而色淡，胃气虚；黄而青黑者，为木克土肝阳不升，脾为寒滞，水无制脾不运则水停。

白色属肺，主气血虚寒，纵有虚火，断无实热。白而无神者，为汗泄脱血；白而青者，气寒血凝；白而淖泽，肺胃之充也；白而肥，有痰；白而瘦，爪甲鲜赤，气虚有火也。

黑色属肾，主寒主痛。青黑为阴寒；焦黑齿槁，为肾热。黑而枯夭，见于耳目口鼻，不论何处，俱不吉。若见于天庭，大如拇指，必不病而卒死阴晦之色加于阳之高位，故死。面惨不光者，阴寒也；面光不惨者，阳热也；面如绵纹者，阳毒也；面垢如油、喘呃②者，暑病也。

凡暴感客邪之色，不妨昏浊壅滞，病久气虚，只宜瘦削清癯。若病邪方锐而清白少神，气羸久困而妩媚鲜泽，咸非正色。五色之中，青黑黯惨，无论病之新久，总属阳气不振。惟黄色见于面目而明润者，向愈之候也，此《经》所以谓面黄目青、或赤、或白、或黑，皆不死以黄色在也。面青目赤或黑，面赤目白或青，面黑目白，皆死以无黄色也。

按：面目色同为顺，色异为逆，说本华佗。则此所谓"不

---

① 装：通"妆"。

② 呃：通"促"。

死"者，但不死耳，非顺也。①

　　五脏之气，败色见形，青如草滋，黄如枳实，黑如烟煤，赤如衃血，白如枯骨，皆死也。青如翠竹，赤如鸡冠，黄如蟹腹，白如膏，黑如乌羽，此皆生也。青色见于太阴太阳及鱼尾正面口角，如大青蓝叶、怪恶之状者，肝气绝死；若如翠羽柏皮者，只是肝邪，有惊风、风病、目病之属。红色见于唇口及三阴三阳上下，如马肝之色、死血之状者，心气绝死；若如橘红马尾色者，只是心病，有怔忡及惊悸，夜卧不宁。白色见于鼻准及正面，如枯骨及擦残汗粉者，为肺绝，丙丁日死；若如腻粉、梅花、白绵者，只是肺邪咳嗽之病，有孝服之忧。黄色见于鼻，干燥若土偶之形，为脾气绝死；若如桂花，杂以黑晕，只是脾病，饮食不快，四肢怠倦，妻妾之累。黑色见于耳，或轮廓内外，命门悬壁，若污水、烟煤之状，为肾绝则死；若如蜘蛛网眼、乌羽之泽者，只是肾虚火邪乘水②之病。

◎察目

　　凡目明能识见者，可治。昏不识人，或目反③上视，或瞪目直视，或目睛正圆，或戴眼反折，或眼胞陷下者，皆不治也。凡开目而欲向明，欲见人，多言好动者，阳症也阳盛，欲以动而散其热也。又以④病热而恶日与火者，恶其助热也。目闭恶明，不欲见

---

①　按……非顺也：本句在《医碥》中为夹注小字。
②　水：原作"火"字，据《轩岐救正论》改。
③　目反：《医碥》作"反目"。
④　以：《医碥》作"有"。

人，懒言恶动者，阴症也阴盛而阳衰，故恶动散。又有阳虚而喜见日光者，乐其助正也。目痛为阳明表证，目赤为经络热盛。目黄头汗欲发黄，白睛黄，欲发疸。目睛不了了不了了，言①不瞭瞭，火薰而朦胧也，为胃府实。睛不和黑白不分明也，似即俗②所谓半朦③胧眼，为内热甚。目眩为痰火，眼胞微肿为有水。目下灰色为寒饮。眼胞上下如烟煤者，寒痰。眼黑、颊赤，为热痰。眼黑而行走艰难呻吟者，痰饮入骨也。眼黑而面赤土色，四肢痿痹、屈伸不便者，风痰也。目眦黄者，为病欲愈。目痛，赤脉从上而下者，太阳症④足太阳经为目之上纲也；从下而上者，阳明症足阳明经为目之下纲也；从外眦走内者，为少阳症足少阳经行锐眦之后也，瘰疬发寒热，赤脉上下至瞳子，见一脉，一岁死邪锐⑤而专也；见一脉半，一岁半；见二脉，二岁死；二脉半，而二岁半死；三脉，三岁死邪散而缓也。

◎察耳

耳轮红润者生，干枯尘垢而青黑者为肾败，死。耳中策策痛，而耳轮黄者，病名黄耳，类伤寒也风入于肾，卒然发热恶寒，脊强背直⑥如痉状。

---

① 言：《医碥》作"犹"。
② 俗：原作"谷"，据《医碥》改。
③ 朦：《医碥》无此字。
④ 症：《医碥》作"病"字，其下阳明、少阳之"症"亦作"病"。
⑤ 锐：原作"脱"，据《医碥》改。
⑥ 直：原作"真"，据《医碥》改。

◎察鼻

鼻头色青，腹痛苦冷者死中寒暴症。微黑而泽者，水气；黑而枯燥者，房劳；黑黄而亮者，瘀血。黄色者，小便难湿热不泄，故瘀而黄；鲜明者有留饮津液不行，湿生热，故色黄而明润。赤为肺热，鼻孔干燥，目瞑，漱水不咽者，欲衄也。鼻孔黑如烟煤而燥者，阳毒也；黄黑枯槁，为脾火津涸，大便燥结。鼻塞涕浊者，风热也。白为气虚，为亡血。鼻孔冷滑而黑者，阴毒也。鼻孔煽张者，肺绝不治。鼻上汗出如珠，为心脾痛极。男子色见于准头，为小腹痛，为卵痛，其圆直其色直垂而绕于面王之下，为茎痛、狐疝、㿗阴之属也。女子为膀胱子处之病。散为痛色散但为气痛，无积聚，抟色若结滞为聚血凝气滞，方圆左右以积之形位为言，各如其色形。

◎察唇齿

唇焦干燥烈为脾热《经》谓脾胃之华在唇四白。四白者，唇之四际白肉也，唇赤肿为胃湿热，鲜红为火盛。淡白为气虚，淡而四绕起白晕，为亡血，青黑为寒。唇青舌卷，或环口黧黑，唇口动颤不止者，皆死证者也。唇下有疮名狐，上有疮名惑。齿槁者肾热。前板齿燥者中暑。

◎察舌

舌青，或青紫而冷滑者，为寒证。青紫而焦燥，或胀大，或卷缩者，为热证。寒甚亦卷缩，筋脉得寒而收引也，然必不焦燥。凡舌强硬短缩，而神气昏乱，语言不清者死亦有痰症而舌本硬及缩者，不在此论。热病舌本烂，而热不止者死。阴阳易病，舌出数寸者死。伤寒热止在表者，舌无胎[①]，热邪传里则胎渐生，由白而黄而黑，由润而燥而拆[②]裂，由滑而涩而芒刺，皆以热之浅深微甚为层次胎因内热，致脾气闭滞不行，饮食津液停积于内，故胎见于外。若脾气不滞，则饮食运化，津液流通，虽热甚不必有胎也。此理宜知。

◎略具如下

纯白舌：伤寒白滑胎舌，为热初入内，犹带表证，表剂中加清凉之品。又有胃中虚冷，寒饮结聚膈上，或白滑胎者，又脾闭甚，则白如积雪。又有脏结症详《伤寒论近言》而胎白滑者，须辨。温热病，一发便壮热烦渴，舌正赤而有白胎者，虽滑即当用白虎，治其内热而表自解，切不可用表药。时疫初起，胎白如积粉。

白杂色舌：伤寒热入胃，则白胎中黄，白多黄少而滑，尚带表证，仍宜于解表药中加清凉之品；黄多白少，干涩无表证者，或清或下有夹食、痰、血而滑，须下者，参下黄杂色舌条。若燥裂生芒刺，则必下无疑。温热时疫，则虽滑润亦宜凉膈、白虎、承气之属以清热攻里，万不可发表也。

纯黄舌：润滑者须审，若热尚未结聚，不可便攻。若在夏月，便宜攻下，不必待胎燥乃攻也。

---

① 胎：通"苔"。
② 拆：《医碥》同。当作"坼"，形近而讹。

黄杂色舌：根黄硬，尖白，中不甚干，亦不滑，短缩不能伸出，谵妄烦乱者，此夹痰食，大承气加生姜、半夏①治之。舌色青紫而胎却黄厚，甚则纹裂，但觉口燥，舌仍不干者，此阴证夹食也，脉或沉细而伏，或虚大而涩，按其心下或脐旁硬痛，而时失气②者，急宜大承气，另煎生姜、附子佐大黄下之。脉虚大者，黄龙汤下之。热极烦燥者，更加生地、麦冬，夏月尤宜。此证若胎黄不燥，在冬月宜附子理中汤合小承气下之。大抵舌有积胎，虽见阴象，亦是虚中有实，急当攻下，但与常③法不同耳。又中宫有痰饮水血者，舌多不燥，不可因其不燥而延缓至误也中暑症夹血，多有中心黑润者，勿误作阴证治之。

纯黑舌：遍舌黑胎，夏月或可救，以炎令邪火内外燔灼，黑胎易生也，犹可攻治。冬月得此舌，必死。

黑杂色舌：中黑边黄，承气下之；边白，大柴胡下之。若生芒刺、裂瓣，不论边系何色，但看瓣底色红活者，急下之。如俱黑者不治。若腐烂卷缩亦不治，发疱生虫，虽为湿，亦属肝伤，俱为危候。大抵尖黑尚轻，根黑则重。夏月中暑，多黑舌，边红中黑干者，宜白虎汤。以上皆邪热、实热，然亦有虚热者，舌心虽黑或灰黑而无积胎，舌形枯瘦而不甚赤，其证烦渴、耳聋、身热不止，大便五六日或十余日不行，腹不硬满，按之不痛，神不昏，不得睡，稍睡或呢喃一二句，或带笑，或叹息，此为津枯血燥之虚热，宜大料六味丸合生脉散、炙甘草汤。误与承气必死。若直中寒证，始病不发热，舌心便黑色非由

---

① 夏：原作"下"，据《医碥》改。
② 失气：《医碥》同，疑当为"矢气"，形近之讹。
③ 常：原作"长"，据《医碥》改。

自①黄变化，虽黑而滑，舌亦小瘦，当急温之。

赤色舌：温热时疫，热②毒内盛，润滑者，未可便下，黄连解毒、白虎等汤。干而有黄、白、黑等胎及芒刺、纹裂、坑烂、起疱者，皆下证也。一种柔嫩如新生，望之似润，而燥涸殆甚者，为妄行汗下，津液竭所致，多不治，宜生脉散等。又红痿舌痿软不能动也及红细枯长舌，并难治。

紫色舌者，兼酒毒所致，其色必深紫而赤且干涸，若淡紫而带青滑，则又为直中寒证矣，须辨。

灰色有寒、有热、酱色焦黄为酱色，夹食热证也③、蓝色木克土败之色及妊娠各舌面赤舌青，子死母活；俱青则俱死。宜润泽，忌枯败，并当详审。

◎察身

身轻自能转侧者可治。沉重不能转侧难治。足冷恶寒，蜷卧向壁为阴症。阳病者不能俯，阴病者不能仰。身目齿爪俱黄者，疸病也。脾病者，色黄而肉蠕动；肺病者，色白而毛败。头重视身，此天柱骨倒也，死。摇头以手扪腮者，齿痛也。坐而伏者，气短也。身汗如油，形体不仁，乍静乍乱，喘而不休者，死。肉④形脱者，脉虽调亦死。皮肤润泽者生⑤，枯槁者

---

① 自：原作"目"，据《医碥》改。
② 热：原作"势"，据《医碥》改。
③ 也：原为大字，据《医碥》改为小字。
④ 肉：原作"内"，据《医碥》改。
⑤ 生；原脱，据《医碥》补。

死，皮肤着骨①者死皮肤枯燥着骨也。

◎察手足

手足冷名厥，在伤寒则有热有寒。初病即手足冷者，直中寒证也，爪甲青冷，或过肘膝，且常冷。若先发热，以渐入内，而手足乃冷者，传经热症也，爪甲红，乍冷乍温，不过肘膝。此仲景之说也。在杂症，则手足冷者名寒厥，手足热者名热厥。此《内经》之说也，详厥逆门②。但足冷，手不冷，身发热者，为外感夹阴，宜五积散，不可汗下及小柴胡，以有黄芩苦寒也。又夏暑病湿温，人必足冷手温，多汗妄语，宜苍术白虎合五苓，不可用五积助热。有两手逆冷而两足热如火烙者，此阴气衰于下则阳下乘之而足热，阳气衰于上则阴上干而手冷，阴阳否隔之兆也。若初起而脚膝软弱，或足胫赤热肿痛，当从脚气治之。手足冷至节，而心痛甚者，名真心痛，旦发夕死。循衣摸床，撮空理线，扬手掷足，此神去而魂乱也，死。坐而下一脚者，腰痛也坐久腰痛，故下一脚以伸之。行迟者，表强也风邪束其筋络，故步履不随。肝热者，色苍而爪枯。搐搦者，肝邪也搐，抽搐手足，频频伸缩也。搦，十指频频开合，拳紧握也。《经》曰：肝病变动为握。瘈疭者，虚而有风也瘈，筋脉收引。疭，筋脉弛疭。脉急者，尺之皮肤亦急急，紧急也；脉缓者，尺之皮肤亦缓纵缓也；脉小者，尺之皮肤亦减而少气；脉大者，尺之皮肤亦贲大而沸起也而起；脉滑者，尺之皮肤亦滑；脉涩者，尺之皮肤亦涩。

---

① 骨：原无此字，《医碥》同。疑脱，据夹注内容补。
② 厥逆门：此指《医碥》之厥逆门。

尺肤滑而泽脂者，风也热风鼓其血液外见，故滑泽。尺肤涩者，风痹也血少则内热，热则生风。尺肤粗如枯鱼之鳞者，水溢饮也脾土衰而肌肉消，水反乘之也。尺肤热甚，脉盛燥者，温病也。尺肤寒甚，脉小者，泄少气。掌中热者，胸中热；寒者，胸中寒掌中为三阴脉所聚，其脏皆在胸中。臂多青脉，曰脱血。张景岳云：血脱则气去寒凝，故色见青黑，言臂则他可知，即诊尺之义。愚按此说，乃血脱后方见青脉也，然有先见青脉而后脱血者，则气虚寒凝、不能摄血耳。

◎ 闻声

肝声呼怒则叫呼，或惊而呼也；心声言《洪范》言属火、笑狂笑为实热，微笑为虚热；脾胃声歌轻颤如歌，又为哕哕，干呕。详呕吐①；肺声哭，又为咳；肾声呻，又为欠、为嚏阳未静而阴引之，故欠；阳欲达而阴发之，故嚏。声清朗如平日者吉；声浊鼻塞者，伤风也；声如瓮中出者混浊不清之意，必中湿也。攒眉呻吟者，痛也。暴哑者，风痰伏火，或怒喊哀号所致也。声哑如破而咳者，寒客②裹热也。伤寒坏病声哑，而唇口有疮者，狐惑也。声哑而形羸者，劳瘵而肺有疮也。骤然而声喑，咽痛如刺而不肿、不赤，不发热，二便清利，阴寒也；骤然而音喑，而喉颈亦肿胀闭，或发热便秘，龙火也。鼻息鼾睡者，风温也；诊时吁气者，郁结也。嗳气，以手抚心者，中脘痛也。摇头言者，里痛也。少气不足以息者，气虚也。平人无寒热，而短气不足以息者，痰火也。言而微，终日乃复言者，正气夺也。语言蹇

---

① 呕吐：原作"吐呕"，据《医碥》改。此处指《医碥》中的呕吐门。

② 寒客：《医碥》作"客寒"。

涩者，风痰也。言骤及多言者，火也。言语善恶，不避亲疏，衣被不敛者，神明乱也。谵语者，邪气实也。郑声者，正气虚也。

愚按①：凡病将死之顷，必气促引喘，喉中曳锯②，若有痰声，仅呼吸于人迎数寸之间。盖真阴绝于下，孤阳脱于上，而为魂飘魄荡③、阴阳睽离之候，乃气短之极也。原夫气主命门，绾于右肾，绝则由肾及肝，由肝及脾，由脾及心，由心及肺，至肺④为宗气诸气之会，元气至⑤此，诸气冲合，亦由水风相激，而成浪涌之声。水必风恬而浪始息，形因气散而响方绝。故人之生死由气之聚散，理必然也。往往医于此际，误为火盛痰升，活络、牛黄，促人快觅，攻痰定喘，无药不投，只速其死，良可慨⑥也。又有当未死之先，或诊色脉之亏，治施救本，药投参附⑦，至其不愈，垂亡作喘，遂归咎医师，谓误服补气，致病家推终身之恨，而医家蒙不白之冤，谁有明其为元气上脱，似喘非喘，似痰非痰之绝证者乎！每见病中频服耗剂，临死而亦作喘，将归咎何物耶？岂知参附乃纳气之要药，至病已入死法，而不即死，留连旬月者，皆此药之力，人多不知也。又有无病而头目眩晕，喉声似喘，此为气虚暴证，必脉沉伏，或细如缕，惟急投以大剂参附，亦有生者。若其六脉上脱，数

---

① 本段出自《轩岐救正论》。
② 锯：原作"踞"，据《轩岐救正论》改。
③ 荡：《轩岐救正论》作"坠"字。
④ 肺：原作"脉"字，据《轩岐救正论》改。
⑤ 至：《轩岐救正论》作"止"字。
⑥ 慨：原作"概"，据《轩岐救正论》改。
⑦ 附：原作"付"，据《轩岐救正论》改。

滑洪大，或弦硬搏指，兼以眼合口开，手散遗尿，汗泄息粗，面赤如妆，有呼无吸，眼肉①顿陷，肢体厥冷，则不治矣。又有暴厥不省人事，喉息无声者，少待气复自苏，切勿扰动，此为劳极，或因盛怒，中气不升所致，非元气绝候也。又有肺伤风寒，痰壅作喘，或牙关紧闭，倘脉证相合，惟投以开关散、苏合、牛黄丸，疏痰顺气之属，多有得愈者。又有真气久虚，无病暴死，其忍②无声者，此盖非邪，乃气尽自绝也。如此闻声之诊，不可不详辨也。

◎ 问寒热

凡平素无病，而突然恶寒发热，多属外感，必有头痛体痛、拘急无汗或有汗等表证，浮紧、浮大等表脉可据。若无表症、表脉，病由渐至者，属内伤。外感，则寒热齐作而无间；内伤，则寒热间作而不齐。外感恶寒，虽近烈火不除必表解乃已；内伤恶寒，得就温暖即解。外感恶风，乃不禁禁，当也一切风寒；内伤恶风，惟恶夫些小贼风。又外感证显在鼻，故鼻息气促而鸣，壅盛有力，不若内伤之息短而气乏；内伤症显在口，故口中不和，饮食无味，不若外感初则知味，传里则不能食也。又外感热传里，渴，其饮甚多，不若内伤液亏之渴，略饮即止。又外感则邪气有余，故发言壮厉，先轻而后重；内伤元气不足，故出言懒怯，先重而后轻。又外感头痛，常常而

---

① 眼肉：《轩岐救正论》作"肉眼"。
② 忍：《轩岐救正论》作"喉息"。

痛；内伤头痛，时作而时止也①。外感手背热，手心不热亦背热于腹；内伤手心热，手背不热亦腹热于背，皆②微恶寒者，阳微不能胜阴也。阳明中暍亦有此宜用白虎加人参汤，劳役内伤亦有此，必乍寒乍止，为阳虚内热升阳散火汤，湿痰症亦有此，必身重体痛导痰汤。凡脾胃素盛之人，暑月饮食生冷冰③水，寒气蓄聚，阴上乘④阳，多见背寒冷如掌大，宜温⑤。恶寒蜷卧，不发热者，阴证也。壮热而渴，不恶寒，反恶热者，温热证也。往来寒热，有定期者，疟也；无定期者，伤寒少阳经症及内伤虚证也。潮热，在日晡所者，伤寒阳明证也；在子午者，内伤证也。

◎问头身

伤寒太阳经头痛，自脑后上至巅顶，项强，腰脊痛。阳明头痛，在额前，连目珠，鼻孔干，不眠。少阳头痛，在两角，及耳聋，胁痛。厥阴头痛，在巅顶，收引头角，脉沉弦，手足厥冷。此为在经宜当归四逆汤。若在里，则干呕，吐涎沫吴茱萸汤。太阴、少阴，脉不上头，无头痛证。然太阴中湿亦头痛，鼻塞，吐痰，腹满自利要知是湿浊之气上干清阳⑥之分使然耳。少阴中寒亦有头痛，连脑齿、爪甲青，此真头痛，不治亦寒邪上攻使然。

---

① 又外感证显在鼻……时止也：此段在《医碥》为夹注小字。
② 皆：《医碥》作"背"字。
③ 冰：原作"水"字，据《医碥》改。
④ 乘：原脱，据《医碥》补。
⑤ 宜温：此二字，《医碥》中为夹注。
⑥ 阳：原作"汤"，据《医碥》改。

温热病，时疫病，凡一切内火上炎之证，皆头痛。内伤火升，新产血虚，皆有头痛，但时痛时止，而无脑后痛者，盖火炎则痛在两角，血虚则痛连鱼尾，以其自内达外，必由少阳，是以痛见两角者，则有少阳风热与虚火之别；若痛在额前者，亦有阳明与食积之殊；其见脑后者，必太阳无疑也。头痛如破者，风火相煽也。眩运者，痰火上升也。头倾视深，目陷①，精神夺矣。

耳聋耳疼，胸胁痛，寒热口苦者，少阳经证。耳聋、舌卷、唇青，为直中厥阴。耳鸣及痛，火上冲也。耳聋叉手冒心者，汗多而阳虚也。耳聋者，耳内无声，窍常闭而不闻也；耳鸣者，耳内有声，窍不闭，时闻②时不闻也火动而上冲，则鸣而不闻外声；火静气下，则不鸣而闻。面热者，足阳明证。

邪在肺，则皮肤痛，喘咳动肩背；邪在肝，则胁痛，恶血在内，抽掣，舌卷，卵缩，为肝绝；邪在脾胃，则肉痛善饥，热也；邪在肾，则骨痛腰痛腰者，肾之府也，转摇不能，肾将惫矣。

伤寒太阳身痛，但拘急耳；若阴毒身痛，则体势沉重，如被杖；中湿身痛，不可转侧骨节掣痛，屈伸不利，身重或肿，汗出恶风，不欲去衣。中暑亦身痛，汗后身仍疼，邪未尽也。然血虚者身亦疼。

头痛、身热、自汗，与伤寒同，而默默但欲眠，鼻鼾，语言难出，四肢不收者，风温也，不可发汗。霍乱亦头痛、身痛，恶寒、发热如伤寒，而有吐利为异。身热恶寒，头项强急如伤寒，而头热，目脉赤，面赤，独头摇，口禁齿龂，背反

---

① 目陷：此二字，《医碥》中为夹注。
② 闻：原脱，据《医碥》补。

张者，痉也。无汗者为刚痉；有汗为柔痉。头疼发热，与伤寒同，而身不痛者，伤食也，必中脘痞闷，噫气作酸，或恶闻食臭，或欲吐不吐。烦热似伤寒，而脉不浮紧，头身不疼，不恶寒，或烦时头亦痛，烦止而痛止者，虚烦也。身热、恶风、自汗，似伤寒，但头不痛，项不强，或亦头痛，而作止无常者，痰也，或胸满气上冲，或目下如灰烟黑者，是其候也。发热、恶寒、头痛、肢①节痛，呕恶，似伤寒，而痛自脚，脚膝痛，或肿满，或枯细者，脚气也。身热恶寒，若有痛处者，痈疽也。发热如伤寒，小便自利，口不渴，按其心下或胁下或脐腹间有痛处，或至手不可近者，蓄血也。凡劳逸、七情、房劳，皆能瘀血，不止一途。

劳损病剧，忽身痛甚者，此阴虚之极，不能滋养筋骨也，难治。胸腹间胀满，而痛，邪在中上二焦，不可补。若气虚不运，但痞满者，不可攻，勿因其胃口不开，妄行消导。虚症须补，而胀满不受补者，难治。

卒然仆倒，昏不知人，痰涎壅盛，口眼㖞斜，手足瘫痪，或半身不遂者，中风也。若见口开手撒，眼合遗尿，痰声如锯，不治。卒倒而身体强直，口噤②不语，或四肢战掉，发热无汗者，中寒也。卒然闷倒，昏不知人，汗出面垢，手足微冷，或吐或泻者，中暑也。中气大类中风，卒倒痰塞，牙关紧急，然中风口有痰涎，身温，中气口无痰沫，身冷也。中食亦似中风，难辨，须审曾着怒气否，曾饮食否。若在醉饱后着恼，或感风寒，食填胸中，胃气不行，便致厥倒，昏迷不醒，其脉气

---

① 肢：原作"胅"，据《医碥》改。
② 噤：原作"禁"，据《医碥》改。

口急盛，或沉伏，宜盐汤探吐之，吐不出者死。中痰者，卒然麻眩，舌本强直，痰涎有声，四肢不举，重者不醒①为中痰②，轻者自醒为痰厥。心火暴甚，热气怫③郁，而卒倒无知，轻者发过自醒，重者阴气暴绝，阳气后竭而死。中恶者，忽然手足逆冷，肌肤粟④起，头面青黑，精神不守，或错言妄语，牙紧口噤，卒然晕倒，昏不知人，此是卒厥客忤，飞尸鬼击，凡吊死问丧，入庙登冢，多有此证。

腹痛气自下冲上者，火也。从上转下趋少腹者，寒也。气从少腹上冲者，阴火也。从两胁上冲者，肝火也。少腹痛引腰背睾丸者，疝病也。肉瞤筋惕者，血虚也。身如虫行者，表虚也。不能仰卧，仰卧则咳者，水气也水气上乘于肺，则气喘促，身重难行胃主肉，其脉下行于足，水犯胃，故肉重而足不能行。口苦为胆热，口甘为脾热，口淡为胃中虚热胃为一身之主，淡为五味之本，口酸为肝热，口咸为肾热，口中常觉血腥为肺伤，口燥、咽干、赤烂为内热，口辣为肺热。所谓为内伤，口中不和，饮食无味也。

◎问饮食

外感邪未入里，则知味而食如常，入里则不思食矣。喜冷者，内热也。喜热者，里寒也。得食稍安者，虚也。得食更

---

① 醒：原作"省"，据《医碥》改。
② 中痰：《医碥》作"痰中"。
③ 怫：原作"拂"，据《医碥》改。
④ 粟：原作"栗"，据《医碥》改。

甚者，实也虚人过食亦不安。病由饮食而致者，须问所伤何物。热者必渴，喜冷饮，饮必多，若喜热饮，或冷饮而不多，乃虚热，非实热也。火虚者必不能饮冷，水虚者虽火燥津涸，然少得清润即止，以本虚不能胜水之冷气，故不能多饮也。

◎问二便

大小便不禁，为肾败肾开窍于二阴，肾败则失其闭藏之职。小便清白而长者，必非热症亦有火在上焦者，导之使下，则反黄矣；黄赤而短者，热也。然劳倦生火，或思虑动火，或泻利亡阴，或阴虚内热等症，小便多黄，虽亦为热，然是虚热，非实热也。津液由于气化，气病则小便不利，气上脱者，必无小便；气闭者，亦无小便。小腹硬痛，小便不利，为溺涩；利而大便黑，为蓄血，泻而腹满者，死。大便闭结，腹坚满痛，不可按者，热结也。大便泻利为寒，然亦有热者，《经》所谓"暴注属热"也火性急速，不及传化即出也，其势急迫，辟辟有声，如蟹沫然。若热随泻而去，痛随利而减，可不治。又有纯泻清水者，谓之热结旁流内有燥矢，结成弹丸，挡住糟粕，止于其旁，漏下清水也，必极臭，皆热证也。又大便鸭溏者为寒，色如霉酱粘腻不见糟粕颗粒也，为热所烁化之故极臭者又为热。

◎问汗液及血

外感身热，有汗，为伤风；无汗，为伤寒。盗汗为邪初传阳明，又为阳入扰阴。自汗为阳明邪实手足心、腋下皆汗，又为表虚不固。自汗，身重，鼾睡，为风温。服药后得汗，表应解不解，是汗未彻也必汗出至足乃为彻。头有汗，身无汗，若小便不利，热渴，则发黄；小便利而大便黑，则为瘀血。若胸满咳喘，则为水气。大抵阳明湿热，不得发越者，多头汗，多可下之症。关格证，小便不通，头汗出者死。额上及手足冷汗者，阴毒也。汗多则津脱而亡①阳。凡热汗必涩肌肉热而涩也，冷汗者必滑肌肉冷而滑也。汗味淡而不咸，缓而不流者，为绝汗，即死。心为汗，肝为泪，肺为涕，脾为涎，肾为唾。

妇人病，须问经候。若经水适来，或适断而病热者，热入之，名曰热入血室。其症胸胁下满，昼日明了，夜则谵语，如见鬼状。呕吐血皆由胃出，若倾盆成块而来，或紫黑为瘀血，或鲜血为新血，此太冲、肾二经合行②、肝经之血，由胃并出者也雷火大暴。若止③数口，或一二杯，或红或紫或黑，此胃经血自出者也胃虽多血，然其热不若雷火之暴，故所出比之略少。咳血者，因咳嗽而出，痰中见血丝血点，此乃热伤肺络。肺少血，虽少亦出，恐致肺枯，难治。又肺病久及肾，肾与冲脉并经出入，血从肾冲咳出者，其血必多肾虽血少，合冲则多，须知，其来喉必痒，或有声响，或有硬气，自下冲上。咯唾血者，或随气逆火炎而唾不用力，或从痰而咯用力，痰中有血散漫者是也，此肺肾之血也。上焦血浮，中焦血不沉不浮，下焦血沉，以水试之可见。衄血详血门④。太阳经血，有从鼻嗅⑤出者，其经从背上脑

---

① 亡：原作"忘"，据《医碥》改。
② 二经合行：此夹注原在"肝"字之后，据《医碥》改在"肾"字之后。太冲即冲脉，与肾经并行向上。
③ 止：通"只"。
④ 血门：此指《医碥》中的血门。
⑤ 嗅［xiù］：古同"嗅"。

注鼻，不衄则嗌出也。肠风血鲜，脏毒血黯。溲血痛为血淋，不痛为尿血，皆与尿同出，若不与尿同出者，乃从精窍出也。嗽水不咽，小便利，大便黑，多是蓄血。蓄血于上，善忘，时鼻血；蓄于中下，心腹肿痛，如狂谵语，发黄。好酒者，阳明多蓄血。

◎问昼夜轻重

阳虚则畏寒而恶阴，故旦安而暮乱至夜则寒也；阴虚则畏热而恶阳，故夜宁而安静①昼则热也，此正虚之候也。阳邪实者，遇阳而愈旺，故朝热而暮轻；阴邪实者，逢阴而更强，故夜寒而昼减，此邪实之候也。阳虚而阴邪乘于阳分，则气行阳二十五度而病发，故日寒而夜息；阴虚而阳邪陷于阴分此症烦多，则气行阴二十五度而病发，故夜热而昼凉观疟疾，或日发，或夜发，可见矣②，此正③虚夹邪之候也。其有昼夜俱热甚者，为重阳无阴；昼夜俱寒甚者，为重阴无阳；昼寒夜热，乃阴阳交错也。其有久夜虚弱，无分昼夜，作止不时者，正气不能主持，而阴阳相乘，胜复无常也。若壮实人，初病见此，又为邪正相攻，不时扰动之故。观伤寒少阳症，往来寒热，初无定期，可见矣。

---

① 安静：《医碥》作"朝争"。
② 本句，原文在"夜"字之后均为双行夹注小字"热而昼见疟疾或日发或凉薄夜发可见矣"，有多处错误。据《医碥》改。
③ 正：原作"症"，据《医碥》改。

◎问症见先后

先泻后痢，为脾传肾；先痢后泻，为肾传脾等类。

◎问七情

肝气虚则恐，实则怒，怒伤肝，以悲胜之，肝火乘心，则动而惊。心气虚则悲，实则喜笑不休，喜伤心，以恐胜之。脾为思，思伤脾①，以怒胜之。肺为忧，忧伤肺，以喜胜之。肾为恐，恐伤肾，以思胜之。怒则气上又云气逆，喜则气缓，悲则气消，恐则气下，惊则气乱，思则气结。

◎问妇人病

女科产后，先问坐草难易，恶露多少，饮食迟早，生子存亡，有形伤②血伤之不同，补血补气之各异。饮食不节，宜调中。生子不存，宜开郁。问其所欲，以知其病。如欲热者，知为寒；欲冷者，知为热；如好静恶动者，知其为虚；烦燥不宁者，知其为实；恶食，知伤食；恶风，知伤风；好食甘，为脾虚；好食辛，为肺病；好食酸，为肝病；好食咸，为肾虚；嗜食苦，为心③病。此皆顺应而易治。若乃心病爱④咸，肺伤欲

---

① 脾：原脱，据《医碥》补。
② 伤：原脱，据《轩岐救正论》补。本段出自该书。
③ 心：原作"口"，据《轩岐救正论》改。
④ 爱：原作"受"，据《轩岐救正论》改。

苦，脾虚①喜酸，肝病好辣，肾衰嗜甘，此为逆候，病轻必危，危者必死。治得其法，服药预防，可以回生。

◎ 王叔和观病生死候歌②

欲愈之病目眦黄胃气行也，眼胞忽陷定知亡五脏绝也，耳目口鼻黑色起，人日③十死七难当肾乘胃也。面黄目青走④乱频，邪风在胃衮其身木克土也，面黑目白命门败，困极八日死来侵先青后黑，即《素问》回则不传⑤，神去则死意。面色忽然望之青，进之如黑卒难当肝肾绝也，面赤目⑥白怕喘气，待过十日定存亡火克金也。黄黑白色起⑦入目，更兼口鼻有灾殃水乘脾也，面青目黄午时死，余候须看两日⑧强木克土也。目无精光齿龈⑨黑心肝绝也，面白目黑亦灾殃肺肾绝，口如鱼口不能合脾绝，气出不返命飞扬肝肾先绝。眉息直视及唇焦，面肿苍黑也难逃，妄语错乱及不语，尸臭原知寿不高心绝。人中尽满兼唇青，三日须知命必倾木克土也，两颊颧赤心病久，口张直气命难停脾肺绝也，足趺⑩趾

---

① 虚：《轩岐救正论》作"弱"。。
② 此歌原见于《脉诀》，名为"察色观病生死候歌"，明代李梴《医学入门》改为此名。
③ 人日：《医学入门》作"入口"。
④ 走：《医学入门》作"酒"。
⑤ 传：《医学入门》作"转"，《素问·玉版论要》亦为"转"。
⑥ 目：原作"自"，据《医学入门》改。
⑦ 起：原作"喜"，据《医学入门》改。
⑧ 日：原作"目"，据《医学入门》改。
⑨ 龈：原作"断"，据《医学入门》改。
⑩ 趺：原作"跌"，据《医学入门》改。

肿膝如斗，十日须知难保守脾绝。项筋舒展定知殂肾脉绝也，掌中无纹也不久心胞绝也。唇青体冷及遗尿膀胱绝也，背面饮食四日期肝绝，手足爪甲皆青黑，许过八日定难医肝肾绝也。脊疼腰重反覆难，此是骨死五日看。体重溺赤时不止，肉绝六日便高判①，手足甲青呼骂多，筋绝九日定难过。发直如麻半日死小肠绝也，寻衣语绝②十知么心绝。

　　脉如卷之下终。

---

① 判：原作"翔"，据《医学入门》改。
② 绝：《医学入门》作"死"。

第三部分
《伤寒论》《脉如》研究

一、郭元峰生平

郭元峰，名治，字元峰，南海人，贡生出身，生当清代康熙乾隆年间。郭元峰出身世家，其先人郭冠厓，为乡邑名儒，廪贡生员，为官粤西，历任武宣县官署，及柳州、象州知州，政绩显赫。郭冠厓子辈皆出色，分别补邑博士，弟子员世等，书香不绝。元峰之父兼水君，精通医道，闻名于乡。

郭元峰天资聪颖，自幼随其父学医，兼习儒术，读书过目不忘，成年后为县邑秀才，才气过人，文风奇绝，熔经铸史，气象峥嵘。同时又精于医术，举两例为证。其一为《广东通志·郭治传》记载郭氏曾用熏蒸外治法治愈一例清远籍水肿病人，名声大噪。其二为乾隆丙子（公元1756年）冬，庄有信公（乾隆壬戌进士，翰林院编修）在广东患郁热病，请遍省内名医治疗均无效，后请郭元峰诊治，处以西瓜荸荠汤。庄有信表面上答应，却不肯服此药。第二天郭元峰听说后，写了一张滋补处方给庄有信，却暗中叮嘱其家人照前一处方抓药，结果庄有信很快病愈。自此庄有信和郭元峰成为好友，并为其《脉如》一书写序。

郭元峰后代中行医者，有孙子郭敬辉、从侄郭镱开、从孙郭悦千和郭翰千，其家族中以医术济世者还有如郭麟标、郭麟书等，后《伤寒论》由族侄郭麟标编辑，郭麟书校对后刊行。

二、《伤寒论》的学术观点

郭元峰与何梦瑶两人都是岭南地区尊信刘（完素）、朱（丹溪）学说者，都著有伤寒方面的学术论著。郭元峰著《伤寒论》，何梦瑶著《伤寒论近言》，两书极少有仲景原文，其与一般医家随仲景原文衍释注解不同，反映他们对岭南伤寒外感时病的认识。

郭氏《伤寒论》中，汇集了明清时期部分伤寒学者的研究观点，如引用最多的是明代张景岳《景岳全书》的观点，其次还有金代成无己《伤寒明理论》、元代程杏轩《医述》、明代陶节庵《伤寒六书》、王肯堂《证治准绳》、吴昆《医方考》、萧京《轩岐救正论》、高鼓峰《医宗己任编》（包括四明心法、四明医案、东庄医案、西塘感症四部分）、虞抟《医学正传》、赵献可《医贯》、戴元礼《证治要诀》、汪昂《医方集解》、喻嘉言《尚论篇》等书的某些观点在郭氏《伤寒论》中也能见到，可惜对于引文出处，郭氏在多数情况下没有说明，故在此次点校中，对于部分能找到明确出处的文献来源，以注解形式加以说明。

尽管郭氏《伤寒论》中的观点以援引汇编为主，但其编排次序及选文要点亦体现郭氏对伤寒学的理解。从目录可以看出，郭氏《伤寒论》全书分成三部分。一为伤寒总纲，是针对伤寒学的基本问题、基本观点、基本治法以及辨证的技巧展开，比如伤寒论、脉论、传经辨、伤寒首分阴阳、三阳阴证、两感、论汗、论吐、论下、看目、论饮水、舌色辨、虚邪论。二为六经本经病变、六经疾病传变、死证、瘥后等方面论述。三为伤寒学典型症状、症情的论述。后两部分为郭氏《伤寒论》的主体部分，其写作方法是以《景岳全书》为蓝本，从六经本经病、合病、并病、三阳明证例、死症、病后诸证、结胸、烦躁、发狂、蓄血、呕逆、发黄、自利、协热下利、傍漏、呕吐、发喘、咳嗽、余热咳嗽、发颐（伤寒中无）、胸胁腹满、腹痛、头汗、热入血室、动气、筋惕肉瞤、循衣摸床、似疟、狐惑、百合、阴阳易、癥疚、直中阴经、传经热证、宿疾、坏证、发斑、阴阳厥等展开。现将其基本学术观点归纳如下。

（一）厘清概念，为东南方外感病正名

毫无疑问《伤寒论》治疗的主要病种是伤寒病，但伤寒病的地域及季节的差异是否应冠以相应的名目，以示区分呢？郭元峰认为是需要的，他在书的开头就提出这个问题，并给出答案："伤寒乃感冒之重者，感冒乃伤寒之轻者，在西北则多伤寒，在东南则多感冒，在三冬为正伤寒，在春夏秋为时行感冒，于外为阳证，传经伤寒；于里为阴证，不传经伤寒；元气素虚，为挟虚伤寒；烦劳力作，为劳力伤寒；无表热有里寒，为直中伤寒；外作热内受寒，为夹阴伤寒；犯色因而冲寒冒风喉冷，为房劳伤寒……伤寒一十六种，三百九十七法，一百三十三方，方法浩繁，不可胜纪，又有虚烦食积，痰饮脚气，及风温、伤暑，湿、暍与内伤杂证为类伤寒。是伤寒者，乃包括四方四时阴阳表里而统言之也。"可见郭氏之伤寒，包括四方四时阴阳表里之证，而以感冒等时行外感病为主。

郭氏的正名，为岭南地区外感病的猛烈程度定了一个概念，即次于正伤寒之烈，这为其论治岭南外感病立下一个用药基调：无麻桂发表之孟浪，多选平和制衡之方。如书中提到："第太阳一经分风伤卫寒伤营与夫营卫两伤之三证，而立麻黄汤、桂枝汤、大青龙汤以为诸过也。"

（二）分辨六经本证，注重六经阴阳

郭氏认为要学好《伤寒论》，用好《伤寒论》，有几个基本的概念是必须清楚的，其中包括六经本证、六经阴阳、传经、合病、并病。他说："凡业伤寒者，必先明六经之本证，更宜细别六经之阴阳。""伤寒六经本证，及合病并病列于前，欲人因病察经，因经用药，何无差错，而误治失治之变次之，欲人知某病为某经误治，某病为某经失治。因流溯源，睹指知归，而挽救不患无术，兼证又次之，以别病源有本，毫无混乱，且一病之中，又分攻补两途，以便业是科之得心应手，而伤寒毫无遗义矣。"

1. 六经本证

六经本证是郭氏在《伤寒论》六经提纲证的基础上，参考张景岳《景岳全书》"六经证"观点演绎而成。他将各经典型症状汇总，体例包括六经本证条文和按语两部分。本证条文为罗列病经病变的特征性症状，按语部分为病经治疗基调、传变趋势及处方用药。

如三阳经本证，症状与《伤寒论》三阳经的提纲证相仿，在对症状的理解上，侧重于从经络角度理解，认为多为各经经络所过而成之症，太阳以膀胱经所过之处的疼痛为主，阳明以阳明经所过之处的热证为主，少阳以少阳经所过之郁热为主。故在治疗上，太阳主以发汗解表为法，选用九味羌活汤、十神汤、败毒散之类，如不解，当考虑邪气内陷，由寒转热，采用石膏汤加知母，或栀子升麻汤、白虎汤之类为治。阳明主以清解，以柴葛解肌汤，升麻葛根汤，或一六甘露散、竹叶石膏汤清利润燥。少阳治以和解，以小柴胡汤主之。或兼有他经病则随证加减，如小柴胡汤加芍药、干葛。

又如三阴病病情趋向复杂，除经络症状外，尚有脏腑寒热虚实的表现。太阴本病以脾胃寒湿为主，治以白术、干姜等温中祛湿；尚有传经热邪腹痛证，可用桂枝芍药汤或桂枝大黄汤为治。少阴本证有阳虚脏寒与传经热邪两个方向，脏寒当温，以回阳救急汤或真武汤主之，邪热宜攻之，用六一顺气汤或大柴胡汤，分轻重下之。厥阴本证为寒热错杂，热邪，宜大承气汤下之；阴寒，宜吴萸四逆汤温之。

2. 六经阴阳

郭氏提"六经阴阳"，是基于他对六经的理解，首先六经是经，经则分三阳经和三阴经，有阴有阳；其次六经是证，有太阳麻黄汤证、有阳明白虎汤证，有寒有热，故六经不能死执一面，当知阳经亦有阴证，阴经亦有阳证。阴阳有假有真，故发热亦有阴证，厥逆亦有阳证。如太阳病出现息短声微、小便清白等少阴病症状；阳明病出现畏寒困倦、口渴不欲饮并水浆不入的太阴证；少阳病中出现厥逆、下利、肠鸣的厥阴证。辨证过程中既要考虑本经病变，当出现特异性症状时，又能快速判断其表里经的病变，大大提高了辨证论治的准确性。郭氏认为辨六经阴阳是伤寒最紧要之纲领，不可混淆。

郭氏强调区分六经阴阳，须区分："伤寒之阴证、阳证，其义有二，一曰证，一曰经。经有阴阳，则三阳为阳证，三阴为阴证，证有阴阳，则实热为阳证，虚寒为阴证。凡经之阴阳则有寒热，故阳经亦有阴证，阴经亦有阳证。证之阴阳有假有真，故发热亦有阴证，厥逆亦有阳证，此经自经，证自证，乃伤寒最紧要之纲领，不可混也。"

（三）伤寒传变及合病、并病

1. 伤寒传变

郭元峰读伤寒叙例，认为春温夏暑秋湿冬寒，此自四时正气之病，而仲景独详于伤寒者，以其为病独烈也，进而提出伤寒传变之说。与仲景六经同中有异，以皮毛、经络、筋骨、脏腑来定位表里，如由表入里，先自皮毛而入，次入经络，又次入筋骨，然后入于脏腑。以营卫、胃腑的症状来概括表里之证，在表有发热恶寒无汗，为在卫分，次及营分，则经脉拘急骨节疼痛，继而内及胃肠则呕吐不食腹胀。而在胃肠之中，如胃虚易受邪气，则六经之邪均可入于胃腑，胃肠津伤液耗则成死候。

2. 伤寒合并病

郭元峰临症诊治伤寒病，发现合并病居多，疾病相关性临床客观存在。他说："虽然余自临证以来，初未见有单经挨次相传者，亦未见有表证悉罢只存里证者，必欲依经如式求证，则未见有如式之病，而方治可相符者，所以令人疑惑，愈难下手，是在不知合病并病之义耳，况又加以失治误治之变证百出哉。今之伤寒，大抵合并病居多，识得此意，头绪井然矣。"郭氏不愧岭南临床家，告诫读者今之伤寒，大抵合并病居多，加以失治误治之变证百出，欲按仲景书依经如式求证，则未见有如式之病，有方治可相符者。

（四）注重诊断，舌脉证合参诊察伤寒

郭元峰是岭南诊断名士，精于脉学，有《脉如》传世，在伤寒诊断上也重视脉诊、舌诊、目诊等技巧。

1. 脉诊

脉诊是伤寒病诊察时常用的方法，仲景书中就多有谈及，如用脉浮缓与脉浮紧区分中风与伤寒。郭元峰将其概括为浮、中、沉、有力、无力五个要素，去判断病证的阴阳表里虚实寒热："盖阴阳表里虚实寒热，全在有力无力中分出，并在浮中沉三候处细察，有力为阳为实为热。无力为阴为虚为寒。若浮中沉不见，委曲求之，若隐若见，则阴阳伏匿之脉也。"另引《辨疑》一书中关于三阳经脉："伤寒之脉，轻手按之曰浮，是太阳经脉也，紧而有力为寒邪在表，宜汗之，无力为表虚，宜实之，重手寻之曰沉，是三阴经脉也，三阴俱是沉脉，紧而有力主热邪，在里，宜下之；无力主寒邪在里，宜温之，不轻不重，中而取之。若见洪长，阳明经脉也，主邪在表之里，宜解肌；若见弦数，少阳经脉也，主邪在半表半里，宜和解。"最后强调伤寒诊脉的重要性："问证以知其外，察脉以知其内，先病为本，后病为标，能参合脉证，而知缓急、先后乃为上。"

2. 舌诊

伤寒诊舌，重在看苔，通过舌苔的厚薄、润燥、黄白看邪气的传变："凡伤寒三四日以后，舌上有苔，必自泽而燥，自滑而涩，由白而黄，由黄而黑，甚至焦干，或生芒刺，是皆邪热内传，由浅入深之证也，故凡邪气在表，舌则无苔，及其传内则津液干燥而舌苔生矣。""大都舌上黄苔而焦涩者，胃府有邪热也，或清之或微下之，金匮要略曰舌黄未下者，下之黄自去，然必大便燥实，脉沉有力而大渴者，方可下之。若微渴而脉不实，便不坚，苔不干燥芒刺者，不可下也。其有舌上黑苔而生芒刺者，则热更深矣，宜凉膈散承气汤大柴胡汤之属酌而下之，若苔色虽黑滑而不涩者，便非寒邪亦非火邪证，非唯不可下，且不可清也，此辨舌之概。虽云若此，然犹有不可概论者，仍宜详察如下。"

3. **目诊**

伤寒目诊是郭氏特色诊法，他说："夫治伤寒，须观两目。"根据两目判断疾病的轻重及预后："或赤或黄，赤者为阳证，若兼六脉洪大有力，或燥而渴者，其势必甚，轻则三黄石膏汤，重则大承气汤之类主之。凡看两目皆黄为必欲愈之病，眼包忽陷目眦直视者为难治，开目见人者为阳，闭目不欲见人者属阴，神水已竭，不能照物者难治。"伤寒戴眼为凶候："一目上视者，谓之戴眼，此属足太阳经之证，盖太阳为目之上纲，而与少阴为表里，少阴之肾气大亏，则太阳之阴虚血少，故其筋脉燥急，牵引而上，若直视不转者，尤为凶候，欲治此者，速宜培阴养血为主，今人不知，皆以为风，若用风药，则阴愈虚，血愈燥矣，其有不颠覆者鲜矣。"

（五）灵活化裁，以清解为岭南伤寒流派治法

郭元峰认为岭南地处南方，气候炎热，纵然感冒，也不宜过用辛热，反而用清解法比较适宜。他在书中婉转批判喻嘉言不因地制宜，笼统提出以麻黄、桂枝、大青龙三纲分治太阳病，这种治法对于北方合适，对于南方则不可取。

（六）司法仲景，而不拘泥伤寒成方

郭元峰论治伤寒病及其变证，参悟仲景遣方用药之意，但不拘泥于伤寒方剂，而是灵活用药，经方与时方同用。如在下利的治疗中，郭氏分寒热论治，下利，手足厥冷，恶寒蜷卧者

为寒，用理中汤、白通加附子汤治疗。如下利垢腻，伴口渴、小便黄者为热，用黄芩汤、白头翁汤为治。而腹泻多责之脾胃，根据脾胃虚实及兼夹进行治疗。胃虚内热者，治以七味人参白术散；发热者，人参三白汤加炒川连；腹满小便不利者，五苓散合理中汤；呕加藿香、砂仁、半夏、生姜、陈皮；湿多而泻不止者，加苍术、白术；腹胀加厚朴；腹痛不止加白芍、肉桂、木香温之。

（七）对部分伤寒观点的见解

郭氏全书以汇总《景岳全书》为代表的其他医家的观点为主，但仍有部分观点为郭氏之发挥，体现了其对《伤寒论》的不同见解，现就其部分观点列证如下。

1. 对两感的看法

郭元峰对两感为表里俱病、阴阳俱病这一说法存疑，并提出自己的观点，体现在书中四则按语中。他认为所谓的两感之病，是邪气传变而成。疾病的传变，一般有由浅入深、由表入里，而两感之病，实际上是病证的加倍或叠加。具体的病证治疗，应当尊《伤寒论》治法，辨证处理，不可表里并攻，阴阳同治。如其举例："邪自外入，治法当以外为主，而兼调中，盖解表即以和中，攻其外而内自除，但里证急，不得不兼调之和中，益所以解表也。"

2. 对瘥后调复的看法

瘥后调复也是疾病预后的重要方面，对于瘥后的调理，郭氏认为："凡伤寒阳证，已经汗下后，不宜骤用参芪大补。"因为担心邪得补益而复发，也防止因为补益而变生他证，因此说伤寒无补法。但是伤寒忌补也不是绝对的，对曾经汗下后，非常虚弱，脉见无力的人，自然是需要用甘温药物来补益的。至于劳力感寒，及大虚弱者，也是要采用补法的，应当从病制宜。

3. 对协热下利的看法

协热下利是出自《伤寒论》的一种病症名，指表证未除而误下，导致外热内陷入里，出现下利，是表里俱病的状态。郭氏说："协字乃协同之协，非挟藏之挟。是热字言表热，非言内热也。"并批判当时的人不明此义，只要见下利，便云协热下利，而且有以芩连治表，而热不退，乃致下利；或胃弱逢寒即泄者，亦云协热，都是错误的。仲景的桂枝人参汤，是治脾阳虚下利，兼有表证未解的处理方法，不是治内热的方剂，不要寒热倒施。

4. 对宿疾的看法

宿疾指未感寒邪时所患的疾病。郭元峰指出，如果病人没有如实明告，医者又未问清，就很容易导致不良后果。如淋家，即素患小便不利者，因伤寒用发汗法则容易导致便血。衄家，即素体易流鼻血者，用了发汗法可能导致"直视不能眴"。素有失血的"亡血家"，用了发汗法可能导致寒战。此外还有疮家、汗家，"及胁下有痞而成脏结，与诸动气之属"等宿疾，一旦误治往往变成逆证，一定要了解清楚。

5. 对坏证的看法

郭元峰所说的坏证，指已应用汗、吐、下、温针等治疗而不愈者。他指出这与过经不解不同。过经不解指伤寒传变，连三阴经都已传遍但仍未解，其治疗只要分清表里，判断清楚即可。但坏证仍在三阳，未及三阴，治疗仍从阳经着手。其表现有结胸，下利，眩冒，震惕，惊悸，谵语，呕哕，烦躁等不同情况，脉象有弦、促、细、数、紧、滑、沉、微、涩、弱、结、代等不同。治疗没有固定的方法，需认真辨别脉证然后施治。

6. 对腹痛的看法

郭元峰指出，伤寒腹痛有属燥屎者，有属宿食者，有属蓄血者，治疗都用寒凉药下之。但也要注意不同情况。他提出如病人腹痛甚，可让其饮一盏凉水，如饮后痛减，说明属热，可用寒凉药清之；若饮后更加痛苦的，属寒证，需用温药和之，如和之不已，甚至四肢厥冷、呕吐泻利者，要急用热药救之。同时应视脉有力无力来帮助判别。

三、《脉如》的学术成就

郭元峰撰《脉如》传世，是岭南医学史上第一本脉学专著。书以载道，郭氏名之为《脉如》，即是探讨"如是之脉"，即是辨析脉象，提出具有临床客观指导意义的脉象、脉形及脉理，其在自撰《脉如序》中就提到，"治生今之世，为今之人，先诊视以从时，列四诊以法古，疑似真假之间，慎毋糊糊涂涂，致令虚虚实实也，注《脉如》"，以铭其著述目的。郭氏族侄洗沂对《脉如》作了中肯的评价："举《素问》《灵枢》《难经》以及历代著述，皆撮其要，钩其元，类而析之，条而贯之，择精语，详补叔和之略刊、高阳之谬，以羽翼长沙，至论一脉，必备列其疑似症治，使学者了于目，了于心，传习尤易，视《濒湖脉学》可并美焉。"

郭氏脉学，在时年也得到旁人赞叹，从《省志本传》所载的两则脉案可知："有友人伪为病者试之，餐而待于门，望其至，则疾趋入，触而踣，或促之床，延视之，惊曰：'五中既乱，疾不可为矣。'皆笑。翌日，竟死。同时有崔七者，治病亦多奇效，闻其名，不信。匿童男女于帏，更迭其手而使诊之。既不予方。问其故，曰：'阴阳已乱，尚可治耶？'崔服其明，遂定交。"

（一）脉学总论

1. 阐述中医脉学原理与临证实践的重要性

郭元峰《脉如》开篇即论中医脉学之原理：脉者，血之府，精气之源，神之用，水谷为宗，盖脉不自行，随五脏元真变化于经隧之间，显见于气口阴阳之蕴也。自轩岐以下，《难经》、仲景始约言其要，王叔和撰《脉经》，可为周详明切矣，庞安常得经旨而有人迎、气口之分，崔紫虚之《四言脉法》、滑伯仁之《诊家枢要》、李言闻之《四诊发明》立论玄奥，李濒湖之《濒湖脉学》《奇经八脉考》解释精详，皆有功于后学，允为当世之指南者也。医而知此，何病不疗？故脉不明则无以别证，证不别则无以施治，脉其可以不辨乎？夫曰浮，曰沉，曰迟，曰数，曰滑，曰涩，曰虚，曰实，曰长，曰短，曰洪，曰细，曰弦，曰紧，曰芤，曰濡，曰微，曰弱，曰伏，曰动，曰促，曰结，曰牢，曰革，曰缓，曰散，曰代，曰疾，此二十八脉者，乃脉之大纲也。

郭元峰论中医脉学之原理，除引述《经》曰营行脉中，卫行脉外，肺朝百脉等语外，对28种脉象均给予形、势、位、主病的论述，继承前人脉之阴阳分类法，将二十八脉以阴阳属性加以归类。又根据自己实践经验认为：人面五官无异，及细察之千人万人，从未有一雷同者，此则二十八脉之形象全在乎活泼变通，慎勿按图索骥，以失病机可也。

郭元峰诊脉细察之千人万人，认为脉象从未有一雷同者，何也？"有部位不容混淆者，有彼此相类者，有疑似难辨者，有真假相混者，有有胃气、无胃气、胃气少之辨者，有从四时、反四时者，有与证相反相合者，有一病而兼见数脉者，有杂投舛剂致脏气不定脉随变幻者，有确守良药证无进退，脉不转移者，有人病而脉不病、脉病而人不病者，有脉不转移而良剂稍辍便见虚陷者，有老少衰旺之不同者，有新病久病之宜忌者，有寿夭吉凶预定者，有纯阴纯阳之偏禀者，有形体之相反相应者，有合问闻望而兼诊者，有僧尼、寡妇、室女、童男之异常人者，有贫贱、富贵、正人、奸人六气七情之各殊者，有无脉者，又有真脏脉、奇经脉、太素脉、天和脉、四塞脉、六甲脉、六气脉、人迎脉、关格脉、妊娠脉、五逆六绝七独脉。皆应详辨精确，服膺弗失，一遇诊按，吉凶生死，了了指下矣，庶神而明乎？"

郭元峰总结曰：余念古良医治疾，未有不先诊脉，自轩岐已然。诊脉辨微细于呼吸之间，而生死系焉，脉特四诊之一也，可不慎重欤？愚以为医不明脉固无以治病，而不明真假疑似之脉，又无以别脉，不明真假疑似之脉，又无以别元气之虚实，而洞明生死吉凶之大要也，脉其仅治疾云乎哉？

2. 重视"如脉"的概念，以辨别真假疑似之脉

郭元峰《脉如》，宗明代萧京的观点，将真假疑似之脉特称为"如脉"，共论述了13种脉象的如脉类脉象及主病，它们是：数、浮、沉、迟、滑、实、弦、洪、细、长、紧、伏、促等脉。数脉主热，然脉数非皆热，郭元峰就举数脉为例，对"如"字进行解释：来如弹石者，其至坚强，营之太过也；去如数者，动止疾促，营之不及也。盖数本属热，而此真阴亏损

之脉，亦必急数。然愈数则愈虚，愈虚则愈数，而非阳强实热之数，故不曰数，而曰如数，则辨析之意深矣。此而一差，生死反掌。愚以为何独数脉有相似者，即浮、沉、迟、缓、滑、涩、洪、实、弦、紧诸脉，亦皆有相似。又非唯脉然也，至证如疟、如痰、如喘、如风、如淋等病，设非素娴审辨，临事最撼心目，故庸浅者只知现在，精妙者疑似独明，为医之难，正此关头矣。吾故曰：脉故易辨，如数之脉则最难辨也。

脉理精微，其体难辨，在心易了，指下难明。用"如"比喻难辨之脉，反映临证数候俱现时之复杂脉象，最恰当不过。郭氏认为脉有真假疑似，其诊断关乎人之生死，不可不细心诊察，重点讨论了"如数脉"者，包括数而不鼓、数大而虚、细疾若数、沉弦细数、快脉等的脉象、主病及预后，并引用徐东皋、《濒湖脉学》《内经》之文来论述脉理、主病及治疗以及如数脉与数脉的区别。但郭氏仍恐如数脉之辨别未详，因而又将通一子（张景岳别号）"数脉有阴有阳"及西池先生（何梦瑶）之说列于文后，来论证如数脉主病，批驳"数皆热脉"之偏见。最后作者又以按语形式，引用《诊宗三昧》之文进一步论述脉数非皆热之理。郭氏为辨别如数脉与数脉的不同，旁征博引，可谓煞费苦心，从中可以看出郭氏著书的目的，理解"脉如"之涵义。28种脉象大体按照此体例来论述，即分单脉、兼脉及如脉三类来论述脉之形象、主病、预后及脉理，使后世学者对每一种脉象有一个整体的认识，并于真假疑似之际，特别留意，对临证判别大有裨益。

3. **中医脉学乃专门诊疗技能，提出以"四大纲脉"为统领**

郭元峰《脉如》强调脉学乃中医专门诊疗技能，认为："持脉之道，先要会二十八脉之形体于胸中，更须明乎常变。

凡众人之脉，有素大素小素阴素阳，此其赋自先天，各成一局，常也。邪变之脉，有倏缓倏疾乍进乍退者，此其病之骤至，脉随气见，变也。故凡诊脉者，必须先识脏脉，而后可以察病脉，先识常脉，而后可以察变脉，于常脉中可察人之器局寿夭，于变脉中可察人之疾病吉凶，诊家大要，当先识此。"

郭元峰临证发现"脉不单生"，即临床脉象出现的相关性。他说："察病之法，先单按以知各经隐曲，次总按以决虚实生死。然脉有单按浮总按沉者，有总按浮而单按沉者，迟数亦然。要之，审决虚实，唯总按可凭。况脉不单生，必曰浮而弦，浮而数，沉而紧，沉而细之类，其大纲不出浮沉迟数滑涩以别之，而其类可推矣。"提出以"四大纲脉"统领25种脉象。

四大纲脉是：浮、沉、迟、数。郭元峰解释：浮沉以候表里，以举按重轻而得之，而洪、大、虚、散、芤、濡、革、长、弦，皆浮之类也，伏、牢、实、细、短，皆沉之类也；迟数以候寒热，以呼吸至数而得之，而缓、结、微、弱、代，皆迟之类也，紧、促、动、疾，皆数之类也；至于滑、涩以候血气之有余不足，是以往来察其形状之流滞也。然滑近于数，涩近于迟，主证虽异，亦不出于浮沉迟数之内也。四大纲脉，体现郭元峰临证注重"脉不单生"的脉诊实践性。

郭元峰《脉如》还专篇阐述脉分五行、五脏部位、五脏平脉、四时脉体、六气脉体、胃气脉体、真脏脉体等，尤其是对胃气脉体论述相当精辟：诊脉之法，固当以胃气为主，胃气本不可拟，于不可拟而欲拟以示人，不过拟其略似者耳。且人之病，全凭胃气以定吉凶。有胃气，虽病重可以无忧，以邪不能胜正也。胃气之微者，即因其脏布施补救。若胃气之绝者，断难维挽，即视其脏，而断以五行之生克，以决其死期。合五脏形色脉体，以察其胃气，何患无定见乎？意思是说，脉体有无胃气，需要长期临床诊脉心得，不可拟而欲拟以示人，而是细致观察病患五脏形色即全身症候情况，方能心领神会中医脉学精华。

4. 五脏是脉学的基础，有特定所主及具体诊察部位和要点

郭氏宗《黄帝内经》《难经》经旨，提倡根据脉象推求病机变化，五脏的气血变化在脉上的反应是脉学推知病机的基础之一，有着深刻的临证实践意义。他对五脏脉的独到见解，体现在以下三个方面：

首先，描述五脏脉正常的脉形，具体是"心脉浮大而散、肺脉浮短涩、肝脉弦细而长、脾缓大、肾脉沉而滑"。五脏的正常脉象除具备个性之外，在生理情况下，除外脾脉，其余四脏脉还当兼具胃气，即有和缓之象，"不论脉之浮沉大小，胃气均与之偕行，胃气多，虽四脏各有所偏，即为平脉矣""四脏既兼胃脉，则四脏之邪任其所干何部，而和缓之中亦必兼乎浮沉滑涩长短弦大，察其脉即知其邪，此五脏脉体，最宜留心也。"

其次，五脏的生克乘侮在脉象上的表现。五脏五行之间的关系，在病理情况下更易体现出来，因此，郭氏记载了一系列五脏之间的相兼脉象：心脉若见沉细，是肾水形，为贼邪；见毛涩，为肺金侮，是微邪；见缓大，是脾土乘，为实邪；见弦急，是肝木救，为虚邪。肺脉见洪大，是心火刑，为贼邪；见弦急，是肝木侮，为微邪；见微细，是肾水乘，为实邪；见缓大，是脾土救，为虚邪。脾脉若见弦急，是肝木刑，为贼邪；见沉细，是肾水侮，是微邪；见毛涩，是肺金乘，为实邪；见

洪大，是心火救，为虚邪。肝脉如见短涩，是肺金刑，为贼邪；见缓大，是脾土侮，为微邪；见洪大，是心火乘，为实邪；见沉细，是肾水救，为虚邪。肾脉若见缓大，是脾土刑，为贼邪；见洪大，是心火侮，为微邪；见弦长，是肝木乘，为实邪；见短涩，是肺金救，为虚邪。

再次，浮中沉及寸关尺所对应的五脏各有所主，郭氏宗《难经》中"左手候心小肠肝胆肾，右手候肺大肠脾胃命"的理论，认为按寸关尺可分脏腑，他说"小肠与心为表里，诊于左寸；大肠与肺为表里，诊于右寸。此越人之说也。有谓：小肠候于左尺，大肠候于右尺"。其中左手候心小肠肝胆肾，右手候肺大肠脾胃命。此外，在浮中沉分脏腑中，浮为心肺，沉为肝肾，脾胃在中，而浮中沉脉的具体例子在"脉无根"中体现得更明晰，脉无根当分为"浮无根"与"尺无根"两种，浮无根责之于胃，尺无根责之于肾，然而这种说法与《医宗金鉴》有悖："两尺为肾部，沉候之六脉皆肾也。然两尺之无根与沉取之无根，总之，肾水绝也。"郭氏强调寸关尺及浮中沉二说应相兼，其义始备。

总之，郭氏强调诊脉要灵活变通，综合运用各种方法探求结果，切忌固守六部为绳尺，以求脏腑之虚实，犹如只认人之居处而不识人之声音笑貌，舍其本而逐其末，显然是行不通的。五脏状态在脉象上表现的是相兼、相合之脉象，故五行五脏之间的生克关系对于推求病机尤为关键。因五脏生克，必有先后，故脉象的出现，亦应有先后。如火克金证，必先见心火之脉证，而后有肺火之脉证，肺脉与心脉鼓桴相应，即可推断为相克。若无心火之脉证，则要考虑他脏之火，而与心无涉。值得一提的是在五行生克乘侮的关系中，生克属五行之间关系的正常生理状态，乘侮是五行之间的异常克制现象，属病理状态，故本节的"克"实际上应为"乘"之误。

5. **气候变化对脉象的影响，有六甲、六气、六经脉象的描述**

人生活于气交之中，四时六气对人体的气血阴阳存在的影响可从脉象上体察。郭氏尊《黄帝内经》《难经》的学术思想，阐发了六甲脉体、六气脉体、六经独至脉体。

六甲脉体：六甲即天干中六个甲日，分别是甲子、甲寅、甲辰、甲午、甲申、甲戌六个甲日，每60天可逢一个甲子日。冬至后逢甲子日为阴极阳生，夏至后逢甲子日为阳盛阴生。而六甲脉体即是根据冬至、夏至后得甲子之时，推论六经之气盛衰，并从脉象上反映出盛衰的变化。郭氏援引《黄帝内经》《难经》之文说明，《黄帝内经》曰：太阳脉至，洪大而长；少阳脉至，乍疏乍数；阳明脉至，浮大而短。《难经》曰：太阴脉至，紧大而长；少阴脉至，紧细而微；厥阴脉至，沉短而敦。并按语道："此以阴阳之盛衰而论周一岁之旺脉也。其法以冬至后得甲子，少阳旺，次阳明，又次太阳；夏至得甲子，太阴旺，次少阴，又次厥阴。各旺六十日：前三十日手经旺，后三十日足经旺。然有三阳而不及三阴，经文缺也。今从《难经》补之。"可见《黄帝内经》中只有三阳经至脉体，而无三阴经至脉体，郭氏遵《难经》经文，补《黄帝内经》之不全，会通《黄帝内经》《难经》精神，合而为一，使六甲脉体之义更为完全。

六气脉体：引用《黄帝内经》言，论述厥阴、少阴、太阴、少阳、阳明、太阳之至脉体，也即六气常脉。"厥阴之至，其脉弦；少阴之至，其脉钩；太阴之至，其脉沉；少阳之至，大而浮；阳明之至，短而涩；太阳之至，大而长。"郭氏结合时令、五行属性，阐释经义，指出脉随时令而变的规律，并按语道"此言六气之专主也。其法：大寒至春分，风木主之；春分至小满，君火主之；小满至大暑，相火主之；大暑至秋分，湿土主之；秋分至小雪，燥火主之；小雪至大寒，寒水主之。故脉随时令而变，非五脏之本体也"。

六经独至脉体：此即六气太过之病脉，郭氏首先引用《黄帝内经》言，论述太阳脏、阳明脏、少阳脏、太阴脏、厥阴、少阴独至脉体。如太阳脏独至，"《经》曰：太阳藏独至，厥，喘虚，气逆，是阴不足阳有余也，表里当俱泻，取之下俞"。郭氏参考张景岳之论加按语："此言脏气不和，而有一脏太过，气必独至，诸证不同，针治亦异也。太阳膀胱经也，太阳独至，则为厥逆，为喘气，为气虚，冲逆于上。盖膀胱与肾皆水脏也，以水脏而阳气独至，则阳有余而阴不足矣，当于二经取其下俞。肾阴不足而亦泻之，以阳邪俱盛，故必表里兼泻，而后可以遏其势。"郭氏联系脏腑阐释太阳独至脉的病因病机，更能从根本上体会六经独至脉的临床意义。

以上三篇论述的虽是三阳三阴之至脉体，但郭氏却冠以"六甲脉体""六气脉体"及"六经独至脉体"等不同的名称。依郭氏之言，六甲脉体指"以阴阳之盛衰而论周一岁之旺脉"，即以甲子所得之时节来推算六经所至脉体；六气脉体指"言六气之专主也"，即六种节气内不同的脉体；六经独至脉体指三阳三阴六条经脉经气独至所出现的脉体。前两种论述一年中不同季节的脉象不同，最后一种才是六经脉所独至的脉体，此种不同的分类方法，若不细读原文，深入体会，是不能参透的。

6. 胃气是脉象的基础，决定着人体的健康及疾病的向愈

胃气是脉气之根，是脉象理论的基础，郭氏提出胃气说粗看是传统观点的延续，但仔细研读，有部分理解难点需进一步探求。

难点一：胃气为先天之气。"夫脉之胃气，何气也？一阳之气升于土中者是也，为先天之气，物之所赖以生者，此也。而人不自知，不自觉，故在指下难取形状，便是胃气。"郭氏此语肯定了胃气对于脉象的作用，但认为胃气为先天之气，与传统的医学理论似有悖谬。《素问·平人气象论》指出："人以水谷为本，脉以胃气为本。"将脉之胃气比喻为人之水谷，而水谷来源于后天饮食，为后天之本脾胃所运化。张景岳亦云："人有元气出自先天，即天气也，为精神之父；人有胃气出乎后天，即地气也，为血气之母。"以上两家明确说明胃气来源于后天，郭氏之说似为强调胃气对于脉气的作用，脉气赖胃气"一气之升、一气以帅"之意。

难点二：胃气之诊，指下浑浑缓缓。郭氏描述有胃气之脉，生理上，"脉弱以滑，是有胃气""而人不自知，不自觉，故在指下难取形状，便是胃气"；病理上，病脉有形，独得何脉即为何病，如六淫脉，寒紧、风缓、热数、湿濡等，然而即使在病中之脉，何部独得胃气即何部未病，"下指之时，须以胃气为主，若此部得其中和，则此部无病。或云：独大独小者病。此言犹未尽善。假如寸关尺三部有二部皆受邪热，则二部洪盛而一部独小者，得其中和也"。可见郭氏提出的胃气之说，有生理及病理意义，但在实际操作上，过于玄乎。援引现代中医研究加以理解，脉有胃气主要反映了脾胃运化功能的盛衰和营养状况的优劣，包括以下几个方面：①脉位居中，不

浮不沉；②脉率调匀，不快不慢；③脉力充盈，不强不弱；④脉道适中，不大不小；⑤脉势和缓，从容流利。而其中最主要的是和缓、从容、流利。这种解释考虑到了脉位，脉率，脉势，脉的力度、宽度、长度等各个方面，更为全面准确。

（二）脉学分论

郭氏遵李中梓，将脉象分为28种，对每一种脉象分别从形、势、位及主病等方面予以论述，而主病又是其重点内容。《脉经》为第一部中医脉学专著，《濒湖脉学》对后世影响也很大，又因郭氏论脉多引用《诊家枢要》《诊家正眼》《脉神章》《诊宗三昧》之言，因此将郭氏二十八脉与上述著作之相关脉学内容作对比，比较《脉如》二十八脉在主病方面的特点。

郭氏撰《脉如》之目的是明真假疑似之脉，沿用前人"如脉"之名并加以发挥。纵览二十八脉，郭氏共对十三种脉象明确列出了如脉之类，它们是数脉、浮脉、沉脉、迟脉、滑脉、实脉、弦脉、洪脉、细脉、长脉、紧脉、伏脉、促脉等。这十三种脉象是二十八脉之重点。脉象主病分为单脉主病和兼脉主病，在单脉主病中，有些脉象又有寸关尺三部主病，以下重点阐述十三种脉象，以此窥探郭元峰二十八脉主病渊源及其特点。

1. 数脉

数脉主病，诸家皆言为热、为虚。因热邪内盛，气血运行加速，故脉来一息五六至以上，由于阳盛而气强，正邪斗争剧烈，故脉数而有力，为实证。久病，脉来数而无力，是阴虚内热证；若脉数而无根，是阳虚外越之危候。所以《景岳全书》

说："暴数多外邪，久数必虚损。"郭氏遵景岳，认为数脉主寒热、虚劳、外邪、痹疟。

郭氏细研《黄帝内经》，详述"如数"脉名。他说道"《经》言冬脉曰：其气来如弹石者，此为太过，病在外；其去如数者，此为不及，病在中……盖数本属热，而此真阴亏损之脉，亦必急数。然愈数则愈虚，愈虚则愈数，而非阳强实热之数，故不曰'数'，而曰'如数'，则辨析之意深矣。此而一差，生死反掌……为医之难，正此关头矣。吾故曰：脉故易辨，如数之脉则最难辨也"。

郭氏举例：如数之脉，人多不察。此生死关头，不可不细心体认也。试切指之。夫数，按不鼓，则为寒虚相搏之脉；数大而虚，则为精血销竭之脉；细疾若数，阴燥似阳之候也；沉、弦、细、数，虚劳垂死之期也；又有快脉，即如数脉，非真数也；若假热之病，误服凉剂，亦见数也。世医诊得息数急疾，竟不知新病旧病、有力无力、鼓与不鼓之异，一概混投苦寒，遽绝胃气，安得不速人于死乎？

可见，如数之脉并非真数之实热脉类，而是真寒假热、真虚假实之脉，故在临床中当仔细体察，如按实热治之，生死反掌，故郭氏推崇何西池梦瑶先生的治法。"西池先生曰：虚热者，脉必虚数，无力固矣，然有过服凉剂，寒热搏击，或肝邪克土，脉反弦大有力者，投以温补之药，则数者静，弦者缓，大者敛矣。此最当知。又有虚寒而逼火浮越者，真阳欲脱者，脉皆数甚者，亦强大有力，皆当以证参之，勿误也。"

2. 浮脉

浮脉主病，历代医家多认为一主表证，一主虚证，而景岳似乎更重视虚证。《景岳全书·脉神章》曰："虽浮为在表，然真正风寒外感者，脉反不浮，但其紧数而略兼浮者，便是表邪，其证必发热无汗，或身有疫痛是其候也。若浮而兼缓则非表邪矣。……若浮而无力空豁者，为阴不足，阴不足则水亏之候，或血不营心，或精不化气，中虚可知也。……凡脉见何部，当随其部而察其证，诸脉皆然。"浮主表证易识，而主里虚难辨，故景岳特突出医者之易疏忽处，将所主中气虚、阴不足放在前边，以警示后学。郭氏遵景岳，不但主病遵从景岳之义，还列景岳论浮脉之言于浮脉篇后，郭氏脉学思想之渊源在此可见一斑。

浮脉亦有疑似，郭氏论"如浮脉"道："至若浮芤失血，浮革亡血，内伤感冒而见浮虚无力，疹瘵阴虚而见浮大，兼痰火衰，阳虚而见浮缓不鼓，久病将倾而见浑浑革至，浮大有力，皆如浮脉也。"因此，如脉类主病，病情较重，且常兼其他脉象，证应详加辨析。

3. 沉脉

郭氏认为沉脉一般主病，遵《景岳全书》，而景岳又多遵从《诊家枢要》。景岳、滑氏认为沉脉主里证、寒证。然而，沉脉主里证是一般而言，沉脉亦有主表证之例，因外邪初犯肌肤，阳气受郁一时不能达于体表，短时间内脉可见沉。沉脉主寒证，也是泛言。亦有真热假寒之证见沉脉者：由于阳热内盛，格阴于外，故见假寒之证；而因热盛遏伏阳气不得发散，以致阳郁于内，故脉也可见沉象，然必沉而有力。所以沉脉主里、主寒是其常，即通常沉脉主里；主表、主热是其变，即个别的异常情况是主表、主热。对此，郭氏已经注意到，并专以"如沉之脉"名之。他说道："更有如沉之脉，每见表邪初感之际，风寒外束，经络壅盛，脉必先见沉紧，或伏或止，是又不得以阳症阴脉为惑，唯亟投以清表之剂，则应手汗泄而解矣。"

4. 迟脉

迟脉一般单脉主病，《脉如》综合了王叔和、滑寿、李濒湖、张景岳及李中梓等诸家之言，并在妇科病方面有所发展。具体而言，迟脉单脉主病主要包括四点：①主脏病，②主寒，③为痛，④主不月、阴疝、癥瘕沉痼。前三点与前世医家一致，最后一点为郭氏之创见。

其中，寒虽有外寒与内寒之分，但迟脉所主，多属内寒之证。然而，又有真假疑似之脉，郭氏专以"如迟之脉"名之。他论述道："独有如迟之脉，凡人伤寒初解，遗热未清，经脉未充，胃脉未复，必脉见迟滑，或见迟缓，亦可投以温中而益助余邪乎？"故医者查病，必须四诊合参，方可万全。

5. 滑脉

郭氏认为滑脉主痰饮，但一般而言，滑脉主痰热、食积之证，且饮证脉多弦，故郭氏此处之论似有不足之处。

滑脉亦有疑似之辨，即"如滑之脉"。郭氏论述道："特有如滑之脉，骤诊亦得平和，不大不小，不见歇止，不得克胜，息数如常，只得平动不鼓，喋喋而去，稍按即无，此为元气已脱，仅存余气，留连脏腑经络之内，未尽断耳。先于死期旬日内便见此脉，乃绝脉也，虽卢扁亦难复生。每见医者尚于此际，执以为痰，化气消痞，攻剂任投，衹速其亡耳。抑何昧于生死之顿殊乎！"

6. 实脉

实脉主病，郭氏与《脉经》《诊家枢要》《濒湖脉学》《景岳全书》《诊家正眼》均认为实脉主实证。然实脉亦有真假之辨，郭氏将真实脉称为"正实脉"，而将假实脉称为"如实之脉"。他论述道"又有如实之脉，久病得此，孤阳外脱，脉必先见弦数滑实，故古书云：久病脉实者凶。其可疗以消伐之剂乎？更有沉寒内痛，脉道壅滞，而坚牢如实，不得概用凉剂，但温以姜桂之属可也。又有真阴太亏，燎原日炽，脉见关格洪弦若实，法几穷矣，尚可清凉乎？以上三症，皆如实脉，非正实脉也"。实脉有真假之分，虽如景岳所言，"真实者易知，假实者易误"，然而，真实脉必与声、色、舌、症相应，假实脉必与声、色、舌、症不相应，故临诊若能做到脉症合参，四诊俱全，亦不难鉴别。

7. 弦脉

弦脉主病，郭氏认为其主"诸疟，支饮，悬饮，头痛，膈痰，寒热，癥瘕，尺中阴疝，两手拘挛"等症，与前世医家认识基本一致，只是对于饮证，明确说明了主支饮、悬饮，但是却遗漏了其主肝胆之病，这是其不足之处。

郭氏认为，弦脉亦有真假之分，对于假弦脉，他名之"如弦之脉"，并论述道："又如弦之脉，本非真弦，而或兼见，而或相类。弦固类细，而细则如丝线之应指；弦又类紧，而紧则如转索之不绝。为体固异，主病亦殊。但紧则为诸痛，依稀若弦之无力耳；弦兼洪为火炽，滑为内热；弦兼迟为痼冷；弦不鼓为脏寒；弦兼涩，秋逢为老疟；弦兼细数，主阴火煎熬精髓、血液日竭、痨瘵垂亡之候也。若诸失血而见弦大，为病进；见弦小，为阴消。痰清见弦，为脾土已败，真津上溢，非痰也。又有似疟，阴阳两亏，寒热往来，脉亦见弦，急扶真元。亦有生者，若误作疟治，必枉投于见病治病之舛剂也。"可以看出，"如弦之脉"非单弦脉，必见兼脉或类他脉，主病危重，临证时应小心鉴别。

8. 洪脉

郭氏认为洪脉单脉主病为"腹满、烦渴，为狂燥，为斑疹，为头痛面热，为咽干喉痛，为口疮痈肿，为大小不通，为动血"，遵从《景岳全书》的学术思想，表现为一派阳热亢盛之象，在上则为头痛面热，咽干喉痛，口疮痈肿，在中则为腹满、烦渴，在下则为大小便不通，热盛扰神则狂躁，热灼血脉则斑疹、动血。

洪脉主热证，是真洪脉，但洪脉亦有假象，郭氏称为"如洪之脉"，他论述道："又有如洪之脉，乃阴虚假热，阳虚暴症，脉虽洪大，按而无力，此又不得投以凉剂，致败胃气。又人临死从阳散而绝者，脉必先见洪大滑盛，乃真气尽脱于外也，不可不察。至于洪大至极，甚至四倍以上者，是即阴阳离绝关格之脉也，不可治。"故"如洪之脉"有两类，一为阴虚则热而脉如洪，其本质为阴虚，非实热，故不得用苦寒清热之剂，而应滋阴以清热，即所谓"壮水之主，以制阳光"；二为人之将死脉如洪，是虚阳外散，或阴阳离绝，阴不敛阳而孤阳外越而致，病情危重，主死。

9. 细脉

郭氏之论，细脉单脉主病为"血气两衰之病，或伤精泄汗，或湿气下侵，或泄利脱阴，或丹田虚冷，或胃虚腹胀，或目眩筋痿"，其论点与前世医家一致。大致来讲，有两个原因：一为伤精泄汗、泄痢脱阴、胃虚化源不足，血气两衰，脉道不充，故脉细；二为湿邪外侵，阻压脉道而脉细。

细脉以虚证多见，但亦有相反者，郭氏名之"如细之脉"，并论述道："至有如细之脉，或因暴受寒冷，极痛，壅塞经络，致脉沉细，不得宣达，是细不得概言虚，而可误施温补、固结邪气也？又有劳怯困殆，脉见弦细而数，盖弦主气衰，细主血少，数主虚火煎熬，奄奄将毙，医于此时，尚欲清之平之，良可慨矣。"因此，临证之时，脉见细象，应四诊合参，辨其虚实。

10. **长脉**

郭氏遵《濒湖脉学》思路，认为长脉气治，多数情况下是体健气充之象，病则多主有余之证，但又有疑似之辨，郭氏名之"如长之脉"。他论述道："其有如长之脉，或鳏寡思色不遂，心肝两部则洪长而溢鱼际，皆是七情为患，而非有病之脉也；或痿疝而左尺偏长，是又宿疾留经，而非无病之脉也；或寒入经腑，六部细长不鼓，此非投以辛热，不能蠲除也。若细长而鼓，又须清解，灵变在人耳。"故临诊时遇长脉，要辨其部位及鼓与不鼓，加以问诊，以别病与不病及病位寒热。

11. **紧脉**

历史上，多数医家认为紧脉主寒主痛。寒为阴邪，其性收引，经脉拘急，故脉显紧象，郭氏也赞同这一观点，他说："暴病见之，为腹痛身疼，寒客太阳，或主风痉痫症。"除此之外，郭氏还认为："紧脉乃热为寒束之脉，故以急数而不甚鼓。"此论与张石顽一致。石顽谓，"紧为诸寒收引之象，亦有热因寒束，而烦热拘急疼痛者，……此'热'指卫阳而言，非内热也"，即指寒邪外束，阻遏阳气，脉道拘急而见紧脉，卫阳受郁故伴见心烦而热。

郭氏指出，紧脉亦有疑似之处，名之"如紧之脉"，并论述道"又有如紧之脉，乃伤寒阴症绝阳，七日九日之间得此脉，仲景曰：脉见转索者即日死。盖紧本属病脉，而非死脉，但有新久之异，便有生死之分。不可不察"。

12. 伏脉

郭氏伏脉主病为"主寒凝经络脏腑，或霍乱吐泻、腹疼沉困，或宿食沉蓄，或老痰胶固，或厥逆重阴"，多为闭塞之候，多主实证。

然而伏脉亦有真假疑似之分，郭氏将真伏脉称为"正伏脉"，将假伏脉称为"如伏之脉"，并论述道："又有如伏之脉，乃病久阳阴两亏，脉见断续沉陷，或隐或见，真气随亡，岂初病消散之比乎？此乃脱脉，非伏脉也。至有暴惊、暴怒、暴厥，亦见沉伏，少待经尽气复，不治当自愈。若人年过四十以上，元气素虚，忽然昏聩，不省人事，此为类中风，而非真中风也。喉声曳锯，六脉沉伏，唯急治以三生饮加人参二两，亦有得生者。如遗尿，汗泄，口开目合，便不救矣。但诊此脉与如伏脉，当兼察病因，庶免枉治。"

13. 促脉

郭氏谓促脉"主痰壅阴经、积留胃府，或主三焦郁火炎盛，或发狂斑，或生毒疽，五积停中，脉因为沮，最不宜于病后"，为阳盛、邪实。正邪相搏而现促脉，为元气未败，不必深虑。但促脉亦有虚证垂危之候，郭氏名之"如促之脉"。他论述道："如促之脉，或渐见于虚痨垂危之顷，死期可卜；或暴作于惊遑造次之候，气复自愈。脱阴见促，终非吉兆。肿胀见促，不交之否。促脉亦有死者矣。"

郭氏强调"如脉"的概念，以辨别脉之真假，是《脉如》一书的特点，于临床诊断大有裨益，告诫后学临证察脉当于细处留心，鉴别真伪。并旁征博引，加以说明，如对"如数脉"的论述，其脉形为"数而不鼓、数大而虚、细疾若数、沉弦细数、歇脉等",并引用《黄帝内经》、徐东皋、《濒湖脉学》之文来论述其脉理、主病与数脉的区别。仍恐"如数脉"之辨别未详,因而又将张景岳"数脉有阴有阳"及西池先生(何梦瑶)之说列于文后,来论证如数脉主病,批驳"数皆热脉"之偏见。最后又以按语形式,引用《诊宗三昧》之文进一步论述脉数非皆热之理。郭氏为辨别如数脉与数脉的不同,可谓煞费苦心,从中可以看出郭氏著书的目的,理解"脉如"之涵义。

参考文献

[1] 郭元峰. 脉如[M]. 影印本. 广州：广东科技出版社，2011.

[2] 郭元峰. 伤寒论[M]. 影印本. 广州：广东科技出版社，2009.

[3] 马小兰. 岭南医家郭元峰《脉如》学术思想研究 [D]. 广州：广州中医药大学，2002.

[4] 余洁英. 伤寒岭南流派文献收集及医家学术思想探讨（清至近代）[D]. 广州：广州中医药大学，2011.

[5] 张仲景. 伤寒论[M]. 钱超尘，郝万山，整理. 北京：人民卫生出版社，2005.

[6] 张介宾. 景岳全书[M]. 李继明，王大淳，整理. 北京：人民卫生出版社，2007.

[7] 高鼓峰. 医宗己任编[M]. 唐文奇，唐文吉，校注. 北京：学苑出版社，2011.

[8] 陶节庵. 伤寒六书[M]. 北京：人民卫生出版社，1990.